Cómo Bajar de Peso sin Hacer Dieta ni Ejercicio. Más de 250 Formas

Aprenda sobre alimentos que queman grasa, dietas para bajar de peso, consejos para bajar de peso, alimentos para bajar de peso y cómo perder la grasa abdominal

Dr. Ernesto Martínez

También por Dr. Ernesto Martínez

Cómo viajar por el mundo y vivir sin arrepentimientos

Mejora tu puntaje Crediticio y Utiliza Tu Tarjeta de Crédito Para Ganar Dinero

Cómo Volverse Rico y Exitoso: Ideas Creativas de hacer Dinero con un Side Hustle

Cómo curar huesos rotos más rápido

Cómo Volverse Rico y Exitoso: El Secreto del Éxito y Los Hábitos de Las Personas Exitosas

Cómo Bajar de Peso sin Hacer Dieta ni Ejercicio

Descifrando el código de las vitaminas

EL PROGRAMA HARDCORE

La Reconstrucción Mente-Cuerpo

Cómo Ayudar a Tus Padres a Vivir Más Tiempo

Cómo Combatir y Prevenir el Cáncer Naturalmente

Cómo Bajar de Peso sin Hacer Dieta ni Ejercicio. Más de 250 Formas

Aprenda sobre alimentos que queman grasa, dietas para bajar de peso, consejos para bajar de peso, alimentos para bajar de peso y cómo perder la grasa abdominal

ISBN: 978-1-64635-027-8 libro electrónico, 978-1-64635-026-1 tapa blanda, 978-1-64635-050-6 tapa dura

La aventura continúa: escanea aquí

Attaboy Cowboy Health

Attaboy Cowboy Finance

Attaboy Cowboy Finanzas

Attaboy Cowboy Salud

DEDICATORIA

La familia es uno de los tesoros de la naturaleza. El amor es el cemento que nos une, trae armonía y reduce las fricciones. Gracias a todos por compartir esta hermosa vida conmigo

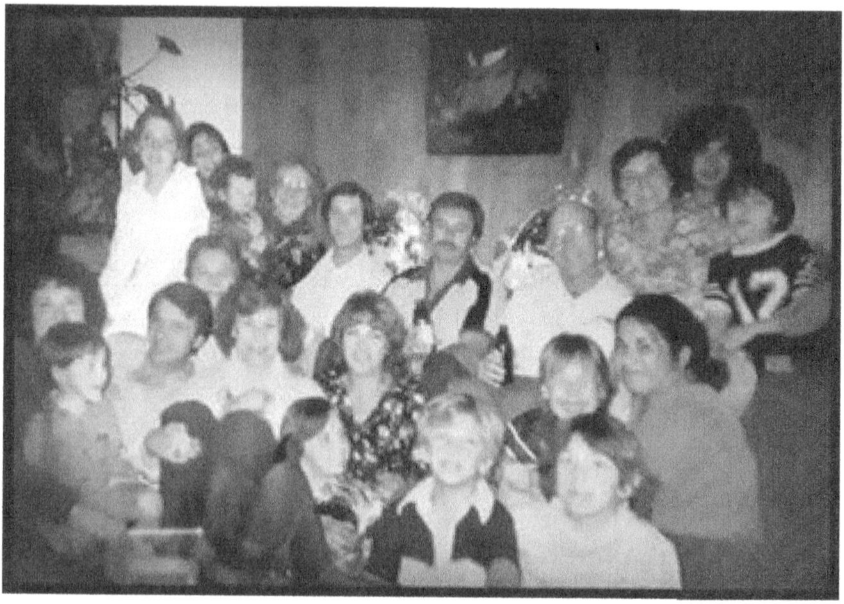

Contenido

Introducción

Las personas aumentan más de peso durante su vida de adultos jóvenes cuando asumen más desafíos y comienzan a experimentar la mayor cantidad de estrés. Como resultado de estos cambios en el estilo de vida, los epidemiólogos han descubierto que la persona típica aumenta de 1 a 2 libras al año desde la adultez temprana hasta la mediana edad. La investigación de los CDC muestra que la mayor parte del aumento se produce en los 20 años para hombres y mujeres.

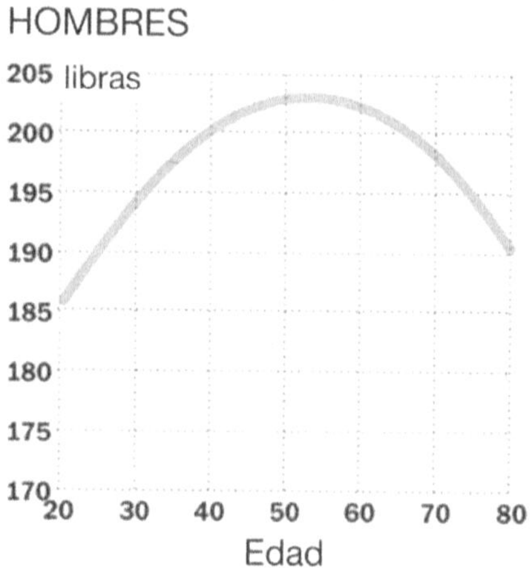

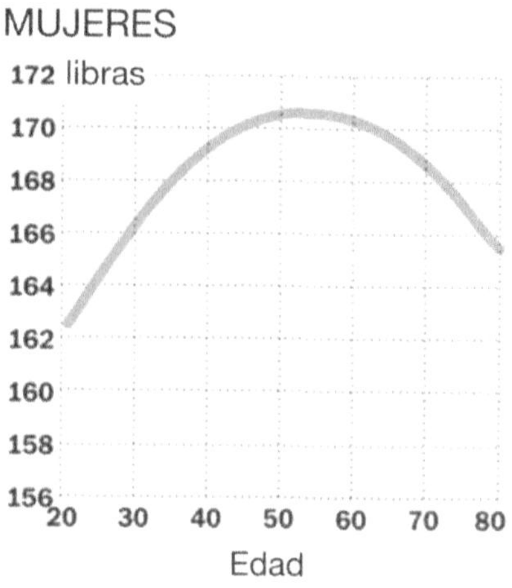

Las investigaciones muestran que la gravedad del estrés al que una persona está expuesta puede influir en la ingesta total de alimentos y dar como resultado que se coma de más o de menos. El estrés crónico alimenta una mayor preferencia por los alimentos ricos en energía y nutrientes, generalmente altos en azúcar y grasas. También se ha demostrado que otras especies animales se atiborran de alimentos cargados de azúcar en lugar de proteínas cuando están bajo estrés. Los alimentos azucarados son una potente fuente de energía para alimentar rápidamente un cuerpo energizado en modo de lucha o huida. Muchos animales, como los humanos, alimentan el estrés en lugar de controlarlo, lo que lleva al aumento de peso.

La dieta ideal para todos debe centrarse en la alimentación ancestral consumiendo los alimentos enteros, sin procesar y sin refinar de nuestros antepasados directos. Por ejemplo, después de hacer su prueba de ascendencia, si determina que la mayoría de sus antepasados eran de Japón, comería más mariscos, vegetales marinos y arroz. Pero comerías más frijol y maíz si tus raíces son de México. Comer como tus padres, abuelos y bisabuelos estaría mejor de acuerdo con tu microbioma y composición genética, reduciendo la cantidad de posibles alérgenos en tus alimentos.

Las enfermedades crónicas, las enfermedades, las alergias y las caries dentales son comunes en la sociedad moderna. Sin embargo, nuestros antepasados rara vez sufrían de tales cosas debido a la mayor calidad y densidad de macronutrientes de la dieta ancestral. Seleccione una dieta adaptada a sus preferencias, estilo de vida y objetivos de pérdida de peso.

Alimentos ancestrales

Alimentos Naturales
Alimentos integrales
Alimentos no transgénicos
Alimentos libres de procesos industrializados
Dieta principalmente carnes, verduras, frutas y lácteos.
Carnes de órganos
Mariscos salvajes
Lácteos crudos y orgánicos (de cabra, vaca u oveja)
Alimentos fermentados (Kefir, chucrut, kimchi, etc.)
Granos antiguos
Algunas legumbres y frijoles
Aceites sin refinar (oliva, aguacate, coco)
Grasas animales (sebo, manteca, etc.)

Dieta moderna:

Alto en azúcar
Alto en aceites sintéticos
Proteínas animales cargadas de antibióticos y hormonas
Contiene conservantes
Contiene sabores artificiales.
Contiene colorantes artificiales.
Contiene edulcorantes artificiales.
Alto en carbohidratos vacíos
Bajo en grasas y proteínas (saludables)
Baja densidad de nutrientes

Las enfermedades crónicas, las enfermedades, las alergias y las caries dentales son comunes en la sociedad moderna. Sin embargo, nuestros antepasados rara vez sufrían de tales cosas debido a la mayor calidad y densidad de macronutrientes de la dieta ancestral. Seleccione una dieta adaptada a sus preferencias, estilo de vida y objetivos de pérdida de peso.

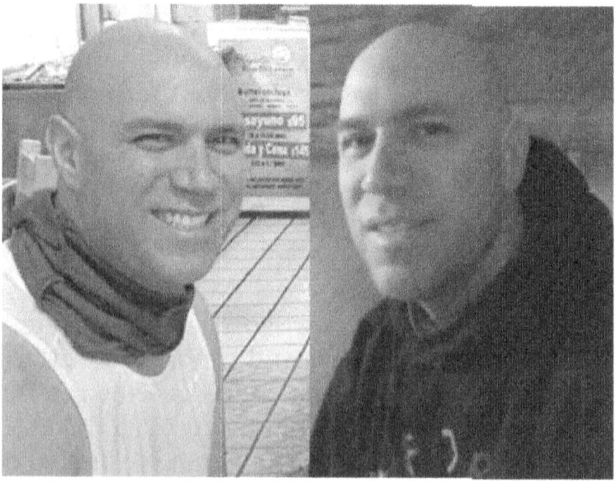

Después de una semana de poner esto en práctica, bajé 15 libras en una semana y las mantuve.

El Ciclo de Comer Por Estrés

Cuando estamos asustados o preocupados, es más probable que busquemos carbohidratos, azúcares y grasas para un rápido aumento de energía, como el incremento de los antojos de chocolate, pizza y patatas fritas durante la cuarentena del coronavirus. Los alimentos reconfortantes nos recuerdan tiempos mejores y actúan como tranquilizantes naturales que nos calman en tiempos de peligro.

Sin embargo, un desestresante a corto plazo puede causar problemas a largo plazo. Los alimentos reconfortantes pueden atraparlo en ciclos de alimentación difíciles de romper que aumentan los niveles de estrés y los problemas de salud, como las enfermedades cardíacas, la obesidad y la diabetes, así como los problemas emocionales, como la ansiedad y la depresión.

Cuando está estresado, el cerebro envía señales a las hormonas del estrés, cortisol y adrenalina, para que sean bombeadas al torrente sanguíneo. Esta secuencia también desencadena la liberación de glucosa del hígado y los músculos, provocando un pico de energía y preparándolo para defenderse.

Después de una experiencia estresante, los niveles de glucosa deben ser repuestos. Así que cuanta más glucosa liberemos durante una reacción de estrés, más hambrientos estaremos tras el factor estresante. Eso aumenta nuestros antojos de grasas y dulces para reponer el cortisol. Cuanto mayor sea el estrés, mayores serán las cantidades de cortisol liberadas, y mayores los antojos de alimentos con alto contenido de sal, grasa y azúcar, lo que resulta en comer por estrés. El consumo excesivo de azúcares y grasas causa aumento de peso, almacenamiento de grasa, daño a nuestra salud, y crea el ciclo de comer por estrés.

Rompiendo El Ciclo

Mantener una dieta no saludable causará niveles crónicamente elevados de cortisol que te mantendrán en un estado constante de lucha o huida. Nuestros cuerpos no están hechos para estar en un estado crónico de estrés ni para usar la comida como consuelo. Para romper el ciclo del estrés, podemos realizar actividades para reducirlo, como el yoga, el ejercicio físico y la meditación. Combinando esta actividad con algunas de las más de 250 estrategias saludables que se explican aquí, se obtendrán formas más saludables de manejar tiempos impredecibles, como la pandemia, y de mejorar la salud general a través del rediseño del estilo de vida.

¿Como usar este libro?

Muchas personas prueban dietas de moda o de choque para perder peso; desafortunadamente, las dietas para bajar de peso tienen un historial decepcionante. En un estudio, tres años después de que los participantes concluyeran un programa de pérdida de peso, solo el 12 % había mantenido al menos el 75 % de su peso, mientras que el 40 % había recuperado más peso del que había perdido inicialmente. Para escribir este libro, tuve que convertirme en este libro. He practicado las estrategias de este libro, y la razón por la que escribí este libro fue ayudar a aquellos que querían perder peso. Si no estás en tu peso ideal, lo más probable es que los hábitos y el estilo de vida que llevas no te ayuden a ser una versión más delgada de ti mismo. Los malos hábitos pueden reforzarse a sí mismos; antes de que te des cuenta, todo lo que haces te ayuda a mantener tu peso actual. Por ejemplo, te levantas por la mañana, tomas un café azucarado con un trozo de pan dulce y luego vas al gimnasio. La comida que comiste ya te ha puesto en desventaja calórica, y vas a sentir que el gimnasio no te está ayudando, así que ya no vas al gimnasio, y a medida que aumentas de peso, te avergüenzas de la grasa, lo cual provoca estrés y el estrés provoca más comer y más aumento de peso. Entonces, el ciclo de aumento de peso continúa y, a menudo, empeora a medida que maduramos y desarrollamos más hábitos que respaldan la versión más pesada de nosotros mismos.

Comienza por pensar en la persona en la que quieres convertirte y el peso ideal que quieres para ti. Pon una foto tuya de cuando tenías el peso ideal o una foto de alguien que se vea como tú quieres y colócala cerca de tu cama, para que la mires cada vez que te despiertes y te acuestes para recordarte de tu meta.

Lee Robins completó un estudio de investigación sobre soldados adictos a la heroína después de la Guerra de Vietnam. Los estudios de Robins encontraron que más del 99% de las personas que regresaron de Vietnam se recuperaron porque estaban en un nuevo entorno. Mientras que cuando las personas salen de rehabilitación y regresan a casa, más del 90 % fallan porque regresan al mismo entorno y estímulo que causó la adicción en primer lugar. Entonces, para cualquier persona con una adicción, es crucial que cambies completamente el ambiente y que ellos cambien sus rutinas.

Comer una comida saludable no te hace adelgazar. Pero si el objetivo es adelgazar y te identificas como una persona delgada, harás el trabajo necesario para adelgazar. Entonces, si cocinas algo saludable, eso no te hace flaco, pero si crees que eres una persona flaca, entonces comerás alimentos más nutritivos.

Todos quieren convertirse en millonarios, pero no todos se vuelven millonarios. Entonces, todos tienen el mismo objetivo, pero no tienen la misma metodología, por lo que debe desarrollar el método para alcanzar el mismo objetivo que los millonarios reales.

El segundo paso consistirá en obtener un cuaderno y anotar su rutina diaria con los alimentos que come y las actividades que realiza a lo largo de su día típico. Las investigaciones muestran que escribir las cosas lo mantendrá motivado, lo ayudará a aprender más fácilmente y lo alentará a progresar diariamente. Analizar tus hábitos es esencial porque te ayudan a convertirte en la persona que quieres ser (saludable), no por resultados como un mejor cuerpo. Aunque ese puede ser el resultado de sus cambios de comportamiento, a medida que lea este libro, comience con las sugerencias que sean más atractivas o más fáciles de comenzar a usar. Haga referencia a su rutina diaria y escriba dónde agregará, restará o intercambiará comportamientos en su rutina diaria. A medida que realice cambios en su rutina diaria, vuelva a escribir la nueva rutina en la página siguiente y guarde todo en su cuaderno para que pueda consultar sus cambios en el futuro.

Por ejemplo, estás cambiando el aceite de coco por aceites vegetales. Así que cambias tu entorno eliminando los aceites vegetales de tu hogar y reemplazándolos con aceite de coco. Esa será la única opción disponible cuando cocines, y te quites la tentación de usar aceites vegetales. Piensa en estar en la oficina y alguien trae una caja de donas por la mañana. Dices que no porque no quieres las calorías adicionales, pero a medida que avanza el día y ves las donas a lo largo del día, tu fuerza de voluntad comienza a debilitarse y, al final del día, racionalizas comer una dona porque no No quiero que se desperdicien.

El objetivo es darte una nueva estructura para que puedas seguir una dirección general. Pero aún así, permita la flexibilidad, la creatividad y la espontaneidad para disfrutar de su día. Ninguna rutina diaria es perfecta y, a medida que se adapta, si siente que no puede completar una parte de su rutina, debe cambiarla por otra. Dedique tiempo a diseñar y cambiar su rutina o sus sistemas para obtener mejores resultados y alcanzar sus objetivos en lugar de centrarse únicamente en sus objetivos.

A medida que ajusta su rutina, elimine su diálogo interno negativo. De lo contrario, solo estará reforzando el comportamiento que está tratando de cambiar. Hacer cambios del 1% al mes conducirá a una mejora del 37% al año. Perder un día o participar en un mal hábito una vez no te afectará. La acumulación paulatina de esos buenos o malos hábitos hace la diferencia.

Sin embargo, sea lo más constante posible para que se vuelva predecible y su cuerpo tenga un reloj biológico para iniciarlo. Por ejemplo, me despierto por la mañana y bebo agua en lugar de decir que voy a beber más agua, y no tengo idea de la hora y el lugar en que lo vas a hacer. Eso es previsibilidad, por lo que se vuelve automático. Además, sea específico, como cuando abro los ojos, bebo tres vasos de agua. Mencione cada disparador para cada hábito secuencialmente.

Más de 250 Formas De Perder Peso Sin Hacer Ejercicio

A. Comportamientos que ayudan a perder peso

1. Comida Que te Sacia

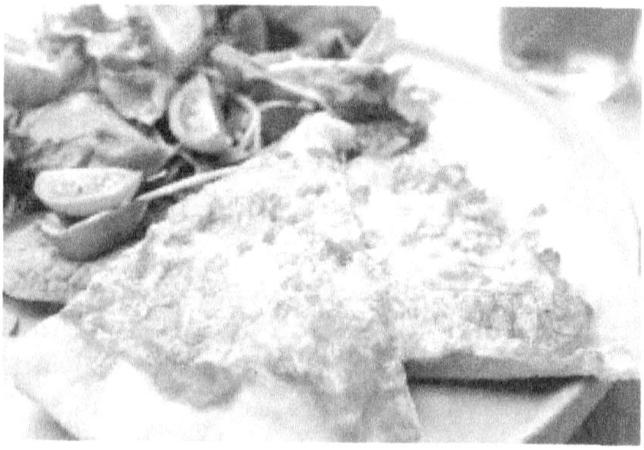

Cuando estudiaba nutrición en la Universidad Estatal de California en Los Ángeles (CSULA), tenía un profesor llamado Dr. Tam, Ph.D. que solía decir que necesitamos "apagar los alimentos". Nos enseñó que estaba bien hacer trampa con las comidas pero que ayudaban a apagar algunos de los daños causados por la comida no saludable. Por ejemplo, si te gustan las papas fritas y pides un acompañamiento de papas fritas, entonces come una ensalada con ellas para contrarrestar el daño causado por las papas fritas. No tienes que renunciar a tus comidas favoritas por completo. Debes reducir la frecuencia de comerlas y añadir algo a la comida para reducir el total de calorías de la misma. Si comes un brownie, entonces come una manzana con él para aumentar la ingesta de fibra, reducir las calorías totales y añadir algunos nutrientes. Esta simple estrategia ha sido beneficiosa para mí en el manejo de mi peso y el peso de mis pacientes.

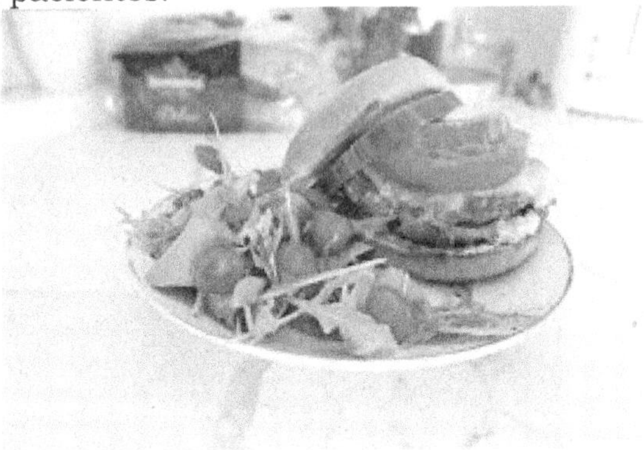

Piense en una tetera; justo cuando el agua comienza a hervir tiene que expulsar algo de vapor, de lo contrario, el vapor se acumularía en el interior de la tetera y explotaría. Al permitir que algo de vapor se escape ocasionalmente, el agua puede continuar hirviendo hasta alcanzar la temperatura deseada. La pérdida de peso es lo mismo, ya que hay que ser indulgente y rediseñar los hábitos alimenticios para alcanzar los objetivos a largo plazo. Las investigaciones demuestran que resistirse a la comida puede hacer que tu cuerpo ansíe aún más esa comida. Evitar las galletas o las hamburguesas hace que tu cerebro vea los alimentos prohibidos como recompensas, haciéndote desear alimentos a los que tienes fácil acceso, así que es mejor tomar un descanso si lo necesitas y darte un capricho de vez en cuando.

La pérdida de peso puede ser difícil y frustrante; parte de la solución es ser comprensivo y considerar un rediseño del estilo de vida. Incluir una dieta imperfecta como parte del plan le ayudará a evitar la culpa y la vergüenza asociadas con el fracaso percibido. Cuando coma esa hamburguesa doble con queso y tocino, aprenda a aceptar los antojos como parte de la vida y a lidiar con las consecuencias en un asunto estandarizado como la saciedad. Tendrás más de 250 estrategias para compensar las comidas que serán necesarias en ocasiones para evitar el atracón.

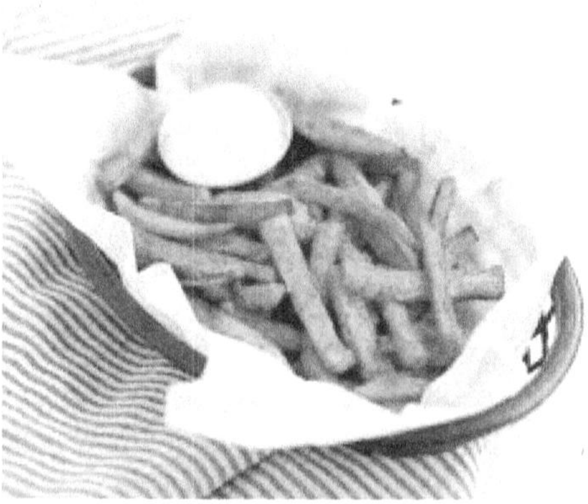

Crujientes patatas fritas al horno o con aire

2. No Se Permita Tener Mucha Hambre

Si tienes demasiada hambre, tu intestino enviará una señal al sistema de recompensas de tu cerebro, así que empieza a desear primero los peores alimentos. Responde a la sensación de hambre con tentempiés saludables para ayudar a mantener estos sentimientos y hormonas bajo control.

Sin embargo, si comes muy poco, tu cerebro no te indicará la liberación de hormonas que te ayudan a sentirte saciado. Por lo tanto, seguirás sintiendo hambre. Las comidas más pequeñas no causan suficiente respuesta hormonal para apagar el hambre. Seguirás teniendo hambre y acabarás comiendo más de lo que deberías.

Aunque comer en exceso es la causa más importante del aumento de peso, comer muy poco puede ser una de las formas más fáciles de fracasar en la pérdida de peso. Tu cuerpo tiene el instinto de protegerse a sí mismo. Cuando no comes suficiente comida y nutrientes, tu cuerpo pasará automáticamente a modo de hambre cuando se le prive de dicha nutrición, causando que el metabolismo se ralentice y que el cuerpo almacene cualquier alimento consumido como grasa. Como resultado, será mucho más difícil para ti perder peso.

3. Huela Su Comida

El ochenta por ciento de los sabores que probamos provienen de lo que olemos, por lo que los alimentos pierden su sabor cuando tenemos la nariz tapada.

Oler rosquillas recién horneadas puede provocar el antojo de rosquillas, pero también puede ayudar a satisfacer las ganas de comerlas. Los estudios muestran que los participantes expuestos a un aroma tendrán un mayor deseo de ese alimento en los primeros 30 segundos, pero después de dos minutos, se acostumbrarán y ya no tendrán antojo de ese alimento. Muchos de los participantes empezaron a tener antojos de fruta en su lugar.

Cuando hueles un alimento fragante pero poco saludable, las vías del cerebro se excitan con el nuevo aroma. A medida que tus sentidos se habitúan al aroma, las neuronas en tu cerebro dejan de disparar con la misma frecuencia. Como el primer bocado de algo delicioso es el mejor, tus sentidos se acostumbran al sabor y al olor, y no provoca una respuesta fuerte.

Los cinco sentidos utilizan la habituación para adaptarse a nuestro entorno. La habituación es utilizada por tu cuerpo para calmarse. Otro ejemplo sería entrar en una habitación con un olor notablemente acre. Pero, después de estar en el lugar el tiempo suficiente, el olor gradualmente se hace menos notable. Para cuando salgas de la habitación, el olor puede que no se registre en absoluto.

Puede usar la habituación para ayudarse a perder peso reduciendo las opciones de alimentos que come todos los días, para no tentar su nariz y papilas gustativas con demasiados estímulos novedosos. La gente come más cuando se expone a más opciones de alimentos. Por eso los bufetes hacen que subas de peso, porque es difícil acostumbrarse cuando hay varios alimentos nuevos para probar.

Los aromas de los alimentos también pueden afectarte psicológicamente de una manera buena o mala, al desencadenar los recuerdos asociados a ciertos alimentos. Por ejemplo, oler un pastel de calabaza recién horneado podría traerte recuerdos de la infancia y de un padre que horneaba deliciosos alimentos reconfortantes que te hacían sentir seguro. El anhelo que tienes por un pedazo de pastel de calabaza no es el hambre real, sino la necesidad de sentirte reconfortado.

Eso es lo que distingue los antojos del hambre real. Cuando es hambre verdadera, comerás cualquier cosa. Por el contrario, los deseos son por alimentos específicos, a menudo no saludables, y a menudo desencadenados por el estrés. Una de las mejores maneras de distinguir un antojo del hambre real es preguntarse si estarías satisfecho con una manzana. Si la respuesta es sí, tienes hambre. Pero, si sólo un brownie de chocolate o una galleta con chispas de chocolate es suficiente, es un antojo.

Los aromas de ciertos alimentos como el aceite de oliva extra virgen suprimen los antojos y te ayudan a sentirte más lleno. Oler el chocolate negro puede reducir los niveles de la hormona del apetito, la grelina, y suprimir el apetito. El aroma de las manzanas verdes frescas, los bananos y las peras puede ayudar a reducir el apetito y a disminuir los antojos de postres azucarados. La loción perfumada también puede ayudar a disminuir el deseo de comer.

Cuando comía carne, el pescado frito y el pollo eran mis platos favoritos. Cuando entro a una cena y huelo un plato de carne que provoca un antojo, agarro un trozo sobrante y lo huelo por un minuto o hasta que ya no huele delicioso o se me haga la boca agua. Esta estrategia me ha ayudado a borrar los impulsos por los platos de carne siempre que se presentan y me ha mantenido vegetariano por más de dieciséis años.

4. Usa Notas Adhesivas

Dejar mensajes en notas adhesivas ayuda a reprogramar tu mente subconsciente y te ayuda a mantenerte enfocado en los objetivos. Dejarse mensajes motivacionales que le insten a comer saludablemente puede ayudarle a mantenerse enfocado en comer bien y alcanzar sus objetivos de pérdida de peso.

Los tres pasos para tener éxito con las notas adhesivas:

- Haz una lista de tus tres objetivos principales, como comprar una casa, viajar a Los Ángeles o perder peso.
- Desglosa cada objetivo en pasos manejables. Cada paso debe ser algo que puedas lograr en una cantidad de tiempo razonable cada día en no más de 20 minutos. Por ejemplo, si su objetivo es entrar en un nuevo vestido, algunos pequeños pasos pueden incluir unirse a un gimnasio, deshacerse de los alimentos procesados en su refrigerador o aprender a cocinar una comida fresca y saludable.
- Coloca tus mensajes de motivación en lugares donde estés seguro de verlos a lo largo del día. Algunas áreas clave pueden incluir el espejo del baño, el refrigerador, la radio del auto o la pantalla de la computadora en el trabajo. Cuando sientas que tu motivación se está quedando atrás, trabaja en algunos pequeños pasos hacia uno de tus objetivos. Al comenzar en pequeño, pronto estarás tachando los objetivos mayores y menores que aumentan tu calidad de vida. Al comenzar, estarás en camino de lograr tus metas, sin importar cuán pequeños sean los pasos.

5. No Comer Después de Hacer Ejercicio

Después del ejercicio puede que no sienta hambre, así que no coma. El problema es que los entrenamientos agotan las reservas de músculo, y comer la mezcla correcta de nutrientes dentro de una hora después de terminar les ayuda a recuperarse, lo que es esencial para aumentar la masa muscular magra. Después de hacer ejercicio, come un bocadillo compuesto de 10 a 15 gramos de proteínas y 15 gramos de carbohidratos.

6. Esconder los Alimentos no Saludables

Evite la dieta de ver-alimentos, cuando vea alimentos y los coma inmediatamente. Piensa en cuando vas a la tienda de comestibles, y ves todas las barras de caramelo en la caja. Te quedas parado en la fila mirando los dulces, y empiezas a pensar en comerlos, aunque probablemente te gustaría evitarlos. Los caramelos se colocan en este lugar para desencadenar la compra impulsiva y el consumo de la comida chatarra más rentable de la tienda. Mantener visibles los alimentos no saludables puede desencadenar el "hambre visual", un rasgo evolutivo que aumenta los niveles de hormonas del hambre cuando vemos comida. Quieres eliminar el mismo tipo de tentación en tu casa y en su lugar mantener un tazón de fruta.

Guarda los alimentos no saludables fuera de la vista, en recipientes oscuros, en armarios, despensas o en tu escritorio, para que no los notes cuando tengas hambre. Mantenga los alimentos saludables visibles en sus mostradores, escritorio, frente y centro en su refrigerador, y a la vista. Almacenar estratégicamente su comida, ayudará a apoyar una alimentación saludable y la pérdida de peso.

7. No te Avergüences

Algunas personas piensan que criticarse y acosarse a sí mismos o a otros puede ayudarles a perder peso. Sin embargo, en lugar de motivar a las personas, las hace sentir mal consigo mismas, haciendo que coman más y aumenten de peso. El estigma y la discriminación contra las personas con sobrepeso causan un daño psicológico significativo y empeoran el problema. Las personas que experimentan discriminación por peso tienen 6,67 veces más probabilidades de volverse obesas y 3,2 veces más probabilidades de seguir siéndolo.

La discriminación por peso puede causar depresión, trastornos alimentarios, reducción de la autoestima y un mayor riesgo de otros problemas mentales y físicos. Ser obeso aumenta el riesgo de suicidio en 21 veces. Ser más amable consigo mismo y con los demás ayudará a las personas a perder peso más rápidamente.

8. Servir las Comidas en Múltiples Porciones Pequeñas

En lugar de servir toda la comida en un plato, divídela en varios platos. Usar varios platos hará que parezca que estás comiendo mucho más de lo que realmente estás, así que te llenas más rápido. Este método es muy útil si estás en un buffet. Los estudios han demostrado que cuando se divide la misma cantidad de comida en varios platos, la persona se llena más rápido comiendo en varios platos que comiendo la misma cantidad de comida en un solo plato.

9. Sírvete a Ti Mismo

Según los investigadores de la Universidad del Sur de California (USC), cuanto menos involucrados físicamente estemos en servirnos comida, más fácilmente negaremos la responsabilidad de una alimentación poco saludable o de grandes porciones.

Servirse a uno mismo es autoincriminatorio, por lo que es más probable que se pregunte con cada cuchara o cucharón lleno si necesita más y si está dispuesto a pagar las consecuencias de darse el gusto de algo no saludable. Cuando otra persona le sirve el plato, o usted toma una comida pre-empacada, es más fácil comer en exceso porque puede culpar a otra persona, y por lo tanto, no tiene que sentirse responsable de comer ese postre o porción extra.

10. Sírvase Antes de Sentarse

Las cenas familiares son excelentes, pero asegúrate de servirte antes de sentarte a la mesa. Cuando la comida está justo delante de ti en la mesa, y al alcance de la mano, es más difícil rechazarla. Cuando se alinea la comida al estilo buffet en la mesa, en lugar de colocar cada plato en la mesa del comedor, haga que la gente se lo piense dos veces antes de levantarse para servirse de nuevo.

11. Escuchar Música Clásica

La iluminación suave y la música pueden ayudar a comer menos y a disfrutar más de la comida. Escuchar música suave como la de Mozart puede ayudar a mejorar el metabolismo, la digestión de los alimentos, la salud en general y a perder peso. Escuchar música rock o pop puede hacer que comas a un ritmo más rápido. Cuando comes mientras escuchas música pop o rock, automáticamente comienzas a comer más rápido y a menudo comes en exceso.

12. Medicina Psicoacústica

En la década de 1980, la CIA desarrolló un sistema de entrenamiento de alto secreto llamado Gateway Experience que usa sonidos (ritmos binaurales) para manipular las ondas cerebrales para mejorar la fuerza, el enfoque, manifestar objetivos, convertir energía para curar el cuerpo e incluso viajar a través del espacio y hora de acceder a nueva información. Esta técnica se ha expandido a la Medicina Psicoacústica, donde la música y el sonido facilitan que su sistema nervioso cambie su estado psicológico y fisiológico. Los latidos binaurales son creados por el cerebro cuando escuchas simultáneamente diferentes tonos en cada oído con auriculares. Los dos tonos se alinean con tus ondas cerebrales para producir un latido con una frecuencia diferente. Esta es la diferencia de hercios (Hz) entre las frecuencias de los dos tonos. Tu cerebro descifra los dos tonos como un ritmo diferente y hará coincidir la frecuencia establecida por la frecuencia del sonido, el efecto de seguimiento de frecuencia. Por ejemplo, si escucha un tono de 444 Hz con el oído derecho y un tono de 440 Hz con el izquierdo, escuchará un tono de 4 Hz. Las frecuencias binaurales específicas entrenan su mente para aumentar o disminuir las funciones cerebrales que controlan el pensamiento, la curación, la pérdida de peso y los sentimientos.. Hay muchos ritmos binaurales gratuitos en YouTube con la frecuencia de quema de grasa de 295,8 y 528 Hz.

Cinco ondas cerebrales crean latidos binaurales y conducen a diferentes estados mentales.

A. Gama: 30-100 Hz: Aumento de la mejora cognitiva, Atención al detalle y recuperación de la memoria, Creatividad.

B. Beta: 14-30 Hz: Manteniendo tu atención enfocada, Pensamiento analítico y resolución de problemas, Estimulante de energía y acción, Cognición de alto nivel.

C. Alfa: 8-14 Hz: Relájate y concéntrate, Reduce el estrés, Mantener el pensamiento positivo, Aumenta tus capacidades de aprendizaje.

D. Theta: 4-8 Hz: Meditación, Relajación profunda, Creatividad.

E. Delta: 1-4 Hz: Sueño profundo, Curación y alivio del dolor,

Meditación, Antienvejecimiento: reducción de cortisol/aumento de DHEA, Acceso a la mente inconsciente.

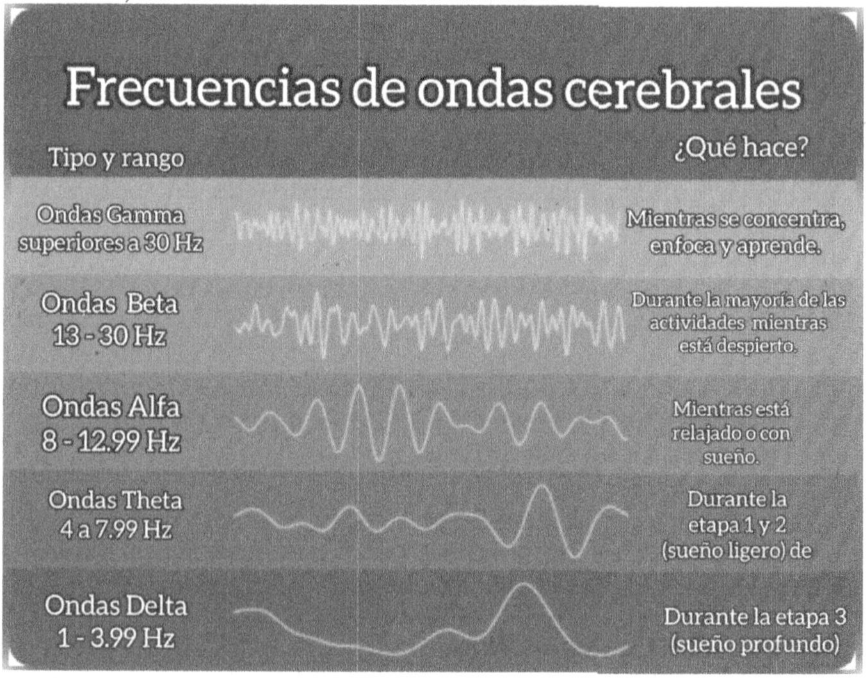

Nuestro cerebro calcula mejor las diferencias de frecuencia del latido a volúmenes más bajos y sesiones más cortas, alrededor de cinco minutos.

13. Elegir Calidad En Lugar de Cantidad

Las investigaciones muestran que los comensales restringidos terminan consumiendo más de los alimentos no saludables que intentan evitar. Los comensales restringidos experimentan más antojos de comida y son más propensos a comer en exceso los alimentos que se les antojan. Ceda a sus deseos en ocasiones, pero intente elegir una golosina que también contenga un toque nutricional, como el chocolate negro con fruta fresca.

14. Evite Comer con Frecuencia

Probablemente ha escuchado el consejo de que comer pequeñas comidas a lo largo del día es la mejor manera de acelerar su metabolismo y ayudarle a perder peso.

Sin embargo, las investigaciones han demostrado que no hay ningún beneficio en comer varias comidas al día para acelerar su metabolismo o promover la pérdida de peso. Las investigaciones han demostrado que comer seis comidas al día hace que las personas quieran comer más y gane peso de manera efectiva. Cuanto más frecuentemente come la gente, mayor es su consumo total de calorías tiende a ser para el día.

15. Cuidado con los Kilos De Las Relaciones

La persona promedio aumenta 17 libras en el primer año en citas y 36 libras desde que conoció a su pareja. Después de encontrar una pareja, tres cuartas partes de las personas se sienten menos presionadas para verse bien y terminan aumentando de peso.

En las relaciones las personas pasan más tiempo comiendo juntas, viendo la televisión, bebiendo alcohol, y aunque comieran alimentos más saludables, sus porciones tienden a ser más grandes. Las parejas también experimentan una disminución de la actividad física y un descenso en el mantenimiento del peso para atraer a una pareja íntima.

Las rupturas tuvieron el efecto contrario y ayudaron a facilitar la pérdida de peso. Aparte de una ruptura, la clave es desarrollar hábitos saludables juntos, como hacer ejercicio, salir a caminar o establecer metas de acondicionamiento físico juntos.

16. Sé Cariñoso

Los estudios muestran que besarse, abrazarse, acurrucarse y tomarse de la mano puede aumentar los niveles de la hormona de la sensación de bienestar, la oxitocina. Puede mejorar la salud en general, ayudar a perder peso, reducir la presión arterial, combatir las enfermedades y disminuir el apetito.

17. Sal con Amigos Regularmente

Las amistades pueden tener un gran impacto en su salud y bienestar. La conexión social es esencial para una vida saludable, nutrir y construir amistades. Los buenos amigos pueden ayudarte a celebrar los buenos momentos y apoyarte en los malos. Los amigos previenen la soledad, el aislamiento y te brindan compañía.

Las amistades pueden:

-Animarlo a cambiar o evitar hábitos de vida poco saludables, como las drogas, el consumo excesivo de alcohol o la falta de ejercicio.

-Aumentar su sentido de propósito y pertenencia.

-Aumenta tu felicidad y reduce tu estrés.

-Mejora tu autoestima y confianza.

-Ayudarlo a lidiar con eventos inesperados de la vida, como una enfermedad, un divorcio, la pérdida del trabajo o la muerte de un ser querido.

Los adultos con fuertes conexiones sociales demuestran una mejor salud general y reducen el riesgo de múltiples problemas de salud, como colesterol alto y presión arterial alta, obesidad y depresión. Los estudios muestran que los adultos con relaciones significativas y apoyo social viven más que las personas que no las tienen.

Desarrollar nuevas amistades y mantener las existentes puede ser más complicado a medida que maduramos. Debido a los cambios en su estilo de vida, usted y sus amigos pueden distanciarse, y los amigos se convierten en una segunda prioridad después del trabajo, los niños o los padres ancianos. O tal vez te has mudado y aún no has conocido gente nueva. Las buenas amistades son una inversión. Sin embargo, la felicidad y los beneficios que puede brindar la amistad hacen que valga la pena.

Cuando se trata de hacer amigos, prima la calidad sobre la cantidad. Si bien es bueno cultivar una red de amigos y conocidos, se sentirá mejor si tiene relaciones cercanas y significativas que lo apoyarán cuando lo necesite.

Es posible hacer amistades con personas que ya conoces. Piensa en las personas con las que has interactuado y con las que disfrutaste hablar. Algunos ejemplos incluyen;

-Personas con las que has trabajado o fuiste a la escuela.

-Póngase en contacto con personas con las que ha disfrutado charlando en reuniones sociales.

-Reconectar con viejos amigos.

-Presentarse a los vecinos.

-Hacer tiempo para conectarse con los miembros de la familia.

Cualquier otra persona que hayas conocido en tus círculos

sociales. Obtenga su información de contacto de amigos mutuos, envíeles un mensaje de texto o correo electrónico, o invítelos a tomar un café o almorzar.

Para ampliar tu círculo de amigos, ve a nuevos lugares y exponte a diferentes grupos de personas. Recuerda que las personas se fijan en sus costumbres, por lo que adaptarse a una nueva amistad lleva tiempo. Es posible que deba ser persistente y tomar la iniciativa en lugar de esperar a que le lleguen invitaciones y seguir intentándolo. Es posible que tengas que invitar a alguien a salir varias veces antes de que acepte la oferta.

Otros buenos lugares para reunirse con amigos incluyen; eventos comunitarios, grupos, clubes, reuniones y voluntariado. No solo debe invitar a la gente a salir, sino que también debe aceptar invitaciones de otros, o verá que esas invitaciones serán cada vez menos. Cuando alguien te invite a salir, devuélvele el favor.

Elija nuevos pasatiempos y únase a una clase en un gimnasio local, un centro para personas mayores o un gimnasio comunitario. Vaya a una iglesia, parques para perros, senderos para caminar y hable con los vecinos. Sonríe y sé optimista. Mantener una actitud y un comportamiento amistoso mejorará las relaciones en su vida y atraerá otras nuevas.

Las redes sociales pueden ayudarlo a hacer o mantener conexiones y aliviar la soledad. Sin embargo, la investigación muestra que los sitios de redes sociales no se traducen en relaciones fuera de línea más extensas.

Desarrollar y cultivar amistades es recíproco. A veces estás apoyando, y otras estás recibiendo. Cuanto mejor amigo seas para los demás, mejor serán ellos para ti. Hazles saber a tus amigos que te importan y los aprecias. Es tan importante ser un buen amigo como rodearse de buenos amigos.

Claves para ser un buen amigo.

A. Escucha, indaga sobre lo que está pasando en la vida de tus amigos. Hazle saber a tu amigo que te importa prestándole atención a través del contacto visual, el lenguaje corporal y comentarios ocasionales como "Entiendo". Cuando los amigos compartan detalles sobre experiencias difíciles, simplemente escuche y sea empático, pero no dé consejos a menos que se lo pidan.

B. Sé amable con tus amigos. Cada expresión de gratitud y acto de bondad genera buena voluntad, mientras que la crítica y la negatividad la destruyen.

C. Esté disponible para pasar tiempo con sus amigos. Es esencial pasar tiempo juntos para construir amistades, comunicarse regularmente con amigos y preguntarles cómo les va. A medida que se sientan cómodos el uno con el otro, desearán hablar con sus amigos.

D. Sea abierto y construya intimidad con sus amigos al abrirse sobre usted. Compartir tu vida personal con amigos les demuestra que confías en ellos y profundizará tu conexión.

Demuestre que se puede confiar en usted. Ser responsable y confiable es clave para formar amistades sólidas. Cuando sus amigos compartan información personal con usted, manténgala privada.

18. Salir con Más Mujeres

Los hombres son más propensos a comer y beber en exceso cuando salen con otros hombres. Incluso si los hombres no están pensando en ello, comer más o tomar unas cuantas cervezas extra, es una demostración de virilidad y fuerza. Así que come y bebe antes de reunirte con tus amigos, ve a tus amigos de uno en uno, o sal con tu novia. Las mujeres, por otro lado, tienden a comer menos cuando están con sus amigas.

19. Evitar la Fatiga de Decisión

La fatiga de decisión es el deterioro de la calidad de las decisiones tomadas por una persona después de una larga sesión de toma de decisiones. La fatiga en las decisiones puede hacer que las personas tomen malas decisiones alimenticias, lo que lleva a un aumento de peso. La preparación de las comidas de la semana puede ayudar a prevenir la toma de malas decisiones alimenticias debido a la fatiga en las decisiones. Las personas que son buenas en la toma de decisiones llamadas "habilidad discreta" pueden hacer las cosas por sí mismas y tienden a tener un IMC más bajo. Por otro lado, las personas que toman varias decisiones por otros pueden experimentar fatiga de decisión y tomar malas decisiones, como pedir una porción extra de postre.

20. Ayuno Intermitente

El ayuno intermitente, también conocido como restricción energética intermitente, alterna entre el ayuno voluntario y el no ayuno durante un período determinado.

Tres métodos de ayuno intermitente son la alimentación

restringida en el tiempo, el ayuno en días alternos y el ayuno periódico:

- Alimentación restringida en el tiempo significa que solo come durante una cierta cantidad de horas cada día. También conocido como saltarse una comida y la dieta 16:8, 16 horas de ayuno en un ciclo de ocho horas sin ayuno, por ejemplo, comer de 10 a. m. a 6 p. m. El tipo más común de ayuno intermitente practicado.
- El ayuno en días alternos consiste en alternar entre un ayuno de 24 horas cuando la persona come menos del 25 % de las necesidades calóricas habituales, seguido de un período de 24 horas sin ayuno. Es la forma más rigurosa de ayuno intermitente porque hay más días de ayuno por semana.

Hay tres subtipos:

❑ Ayuno completo en días alternos, también conocido como restricción energética intermitente total, en el que no se come nada en los días de ayuno.

❑ Ayuno modificado en días alternos, también conocido como restricción energética parcial e intermitente, en el que consume hasta el 25 % de sus necesidades calóricas diarias en días de ayuno en lugar de ayuno completo.

❑ Ayuno periódico, ayuno de todo el día o la dieta 5:2; coma 500-600 o alrededor del 25% de la ingesta calórica diaria regular dos días a la semana, pero coma su comida típica los otros cinco días.

Mientras no coma en exceso fuera de los períodos de ayuno, el ayuno es beneficioso para perder peso. La razón principal por la que el ayuno intermitente puede funcionar es que tendrás menos oportunidades de comer, lo que puede ser un cambio de comportamiento a largo plazo que valga la pena. La segunda es que el cuerpo almacena calorías en forma de grasa corporal y quema esas calorías cuando no comemos. Entonces, este comportamiento ayuda a deshacerse de la grasa corporal almacenada no deseada.

Estas son algunas de las hormonas que cambian cuando ayunas:

❑ Hormona de crecimiento humano (HGH): durante el ayuno, la HGH aumenta hasta 5 veces. La HGH, producida por la glándula pituitaria, disminuye la grasa y aumenta los fluidos corporales, el crecimiento muscular y óseo, el azúcar y el metabolismo de las grasas.

❑ Insulina: La insulina aumenta cuando comemos y disminuye cuando no lo hacemos. Los niveles más bajos de insulina facilitan la quema de grasa.

❑ Norepinefrina (noradrenalina): el sistema nervioso central envía norepinefrina para descomponer las células grasas en ácidos grasos libres, que el cuerpo quema para obtener energía para estimular el metabolismo.

El ayuno es más efectivo para quemar grasa que comer 5-6 comidas al día. En promedio, los ayunadores intermitentes perdieron alrededor de 0,55 libras (0,25 kg) por semana, y los que ayunaron en días alternos perdieron 1,65 libras (0,75 kg) por semana.

El ayuno intermitente ayuda a restringir las calorías sin tratar conscientemente de comer menos. También le permite desarrollar músculo mientras ayuna, perder peso, reducir la grasa abdominal y prolongar su vida útil. Uno de los peores efectos secundarios de la mayoría de las dietas es la pérdida de hasta el 25 % de los músculos y la grasa corporal.

Para multiplicar los efectos del ayuno intermitente, aún necesita comer sano y disminuir la ingesta calórica. Coma comidas más pequeñas para aumentar su metabolismo dentro de su tiempo de ayuno para perder peso adicional. Algunos investigadores recomiendan mantener los refrigerios en 100 a 200 calorías y las comidas pequeñas en 300 a 400 calorías.

Los investigadores han descubierto que el ayuno también puede ayudar a despejar la mente y despertar los sentidos al mismo tiempo que estimula la función cerebral. El ayuno intermitente también desencadena múltiples cambios en su cuerpo que retrasan el envejecimiento al mantener saludables las células y el ADN.

21. El Ayuno de Jugos Puede Ayudar a Equilibrar las Hormonas

Su salud general dependerá de la homeostasis de su cuerpo. Comer una dieta poco saludable, una mala nutrición, el estrés, las enfermedades, la genética o los factores ambientales pueden causar un desequilibrio hormonal en el cuerpo. Dependiendo de la magnitud del desequilibrio, puede experimentar aumento de peso, fatiga y disfunción en casi cualquiera de los sistemas de su cuerpo.

Tomar jugo durante 3 a 30 días puede ayudarlo a restablecer sus hormonas, mejorar el control del azúcar en la sangre, promover la pérdida de peso y recuperar su salud. Los jugos eliminan la fibra y permiten que su cuerpo acceda a grandes cantidades de nutrientes altamente concentrados y absorbibles. Las grandes cantidades de minerales micronutrientes, vitaminas, enzimas y fitonutrientes apoyan las acciones antiinflamatorias y la función celular saludable en las glándulas y células hormonales.

Los jugos también ayudarán a desintoxicar y curar su hígado. El hígado es responsable de regular, excretar y descomponer nuestras hormonas para su eliminación a través de los riñones y los intestinos. Los jugos y los nutrientes de origen vegetal pueden estimular el crecimiento de células hepáticas sanas, mejorando así la función. Use un arco iris de principalmente vegetales y algunas frutas en sus jugos para apoyar y equilibrar sus niveles hormonales.

22. Comer el Desayuno

La palabra "desayuno" viene de la frase "romper el ayuno". Ayunamos mientras dormimos, y lo que comemos cuando rompemos ese ayuno es fundamental para una rápida pérdida de peso. Tengan en cuenta que no hay un horario fijo para el desayuno, y que comer el desayuno puede combinarse con un ayuno intermitente. Por lo tanto, puede desayunar a las 10:00 am, en lugar de a las 7:00 am, pero aun así romperá el ayuno y mantendrá su ayuno.

Desayunar es esencial para aumentar el ritmo metabólico durante el resto del día. Sin embargo, es crucial evitar comer sólo carbohidratos, como un bagel o un cereal para el desayuno. Añada al menos 29 gramos de proteínas a su desayuno para mantenerse satisfecho por más tiempo. Se necesita más energía para digerir las proteínas que los carbohidratos, y promueve la masa muscular.

23. Comer un Desayuno Más Grande y una Cena Más Pequeña

Su comida más importante del día debería ser su primera comida del día. Tomar un gran desayuno le ayudará a quemar el doble de calorías para el resto del día en comparación con los que comen una cena más sustanciosa. Si tomas un desayuno bajo en calorías, es más probable que tomes un refrigerio durante el día. Además, un desayuno más pequeño hace que comas comidas más grandes en la cena, lo que resulta en un aumento de peso. Una cena grande también tiene efectos adversos sobre la tolerancia a la glucosa, lo que afecta a los pacientes diabéticos que intentan evitar un pico de glucosa en la sangre. Por lo tanto, se prefiere un desayuno grande a una cena grande para reducir el riesgo de enfermedades metabólicas.

La medición de la termogénesis inducida por la dieta (DIT), le dirá qué tan bien su cuerpo metaboliza los alimentos, califica su hambre, mide los niveles de glucosa en la sangre, y los antojos de dulces. Después de una comida matutina, su DIT aumenta 2,5 veces más en comparación con después de la cena. Además, el consumo de un desayuno alto en calorías se relacionó con una disminución del hambre, los antojos de dulces, la insulina y los niveles de glucosa en la sangre durante el día en comparación con después de la cena.

24. Bajar la Temperatura de su Casa

Los humanos son de sangre caliente, así que tenemos que quemar calorías para mantener nuestra sangre caliente y seguir vivos. Cuanto más frío es el ambiente, más calorías necesita quemar el cuerpo para mantenerse caliente. Tu cuerpo reacciona al frío temblando cuando se expone al frío. Los escalofríos crean calor corporal, lo que ayuda a quemar calorías.

Los seres humanos tienen dos tipos de tejido adiposo (grasa): blanco y marrón. El tejido graso blanco es para almacenar energía, y el marrón se quema para producir calor corporal. La exposición regular y prolongada al frío ayudará al cuerpo a producir más grasa marrón. El tejido adiposo marrón quema más calorías que la grasa blanca y se utiliza para mantener el cuerpo caliente.

Los estudios muestran que estar a temperaturas de 61°F durante unas dos horas al día, resulta en la quema de 140 calorías adicionales por día. Estar en una temperatura ambiente más baja diariamente podría aumentar la pérdida de peso en 5-10 libras por año. A medida que te acostumbras a temperaturas más frías, comenzarás a temblar menos mientras continúas quemando calorías para producir calor. Bajar el termostato puede ayudar a la pérdida de peso a largo plazo, aumentando sus reservas de grasa marrón, siempre y cuando no lo compense comiendo en exceso.

25. Date un Respiro

Ten un poco de compasión por ti mismo, porque es un desafío. Vivimos en un entorno de alimentos tóxicos, de alimentos científicamente diseñados para hacerte comer más para que las empresas puedan beneficiarse del consumo excesivo. El sistema de comercialización de alimentos, incluyendo el servicio de comidas y la venta al por menor de alimentos, suministró alrededor de 1,77 billones de dólares en alimentos en 2019. Nuestro entorno alimentario está construido para hacer difícil que la gente coma más saludablemente. Tienes que nadar contra la corriente y contra las normas culturales para ser un comensal saludable.

Expenditures for food at home and away from home

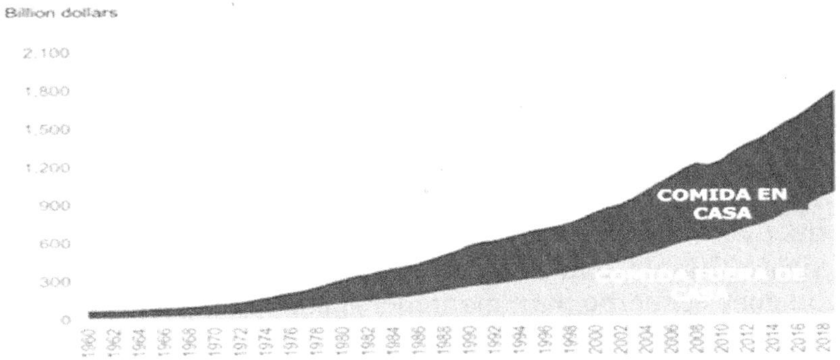

Source: USDA, Economic Research Service using data from the Food Expenditure Series (FES), nominal expenditures

26. Usar Ropa Ajustada

La ropa tiene dos papeles cruciales en la pérdida de peso. Primero, el cuidado de su apariencia es esencial para su autoestima, y vestirse bien le recordará sus metas. Además, esas hermosas ropas servirán como un recordatorio visual antes de una comida para ayudarte a mantener tus metas.

En segundo lugar, la ropa no te hace perder peso directamente, pero si usas pantalones ajustados todo el tiempo, independientemente de tu peso inicial, te darás cuenta casi de inmediato si comienzas a subir o bajar de peso. Otros ejemplos incluyen el uso de un sostén deportivo, para que recuerdes hacer ejercicio ese día. El uso del cinturón le recordará que si come en exceso y su vientre comienza a sobresalir por encima y por debajo, entonces se asegurará de mantener el tamaño de sus porciones bajo control. Evite la ropa estirable cuando no esté haciendo ejercicio. No te permiten ser consciente de cuándo tu cuerpo se está expandiendo, en su lugar usa ropa ajustada para que puedas ver y sentir la diferencia cuando sea más fácil o difícil meterte en los jeans.

27. Vístase para Hacer Ejercicio

Vestirse para el éxito, incluso en el gimnasio. Llevar ropa bonita aumenta la autoestima, influye en el comportamiento positivo, y ayuda a cambiar subconscientemente la forma de actuar. Cuando te pones ropa de gimnasia, es como entrar en el personaje, y puede hacer que te desempeñes mejor, haciéndote más preparado mentalmente para la tarea. Te mirarás en el espejo durante tu entrenamiento, y te sentirás más seguro de tus habilidades, lo que podría mejorar el rendimiento, la concentración, la motivación y las ganancias. La forma en que te ves es un reflejo de lo que comes. La ropa adecuada para cada actividad también ayuda a prevenir lesiones y a protegerte de los elementos. Por ejemplo, puedes usar telas aislantes para correr en clima frío o material transpirable y que permita la transpiración para mantener tu piel fresca y seca en clima caluroso.

En general, si no te sientes bien contigo mismo, es difícil ir al gimnasio, porque algunas personas se sienten cohibidas y piensan que otras las están observando. Vestirse e incluso maquillarse le hará sentirse mejor consigo mismo.

28. Usar Ropa Deportiva

Las investigaciones demuestran que las personas que usan ropa deportiva tienen más probabilidades de ser más activas físicamente. Las personas que van de manera informal al menos una vez por semana dan 491 pasos adicionales y queman 25 calorías más que cuando usaban ropa de negocios. Ir de manera informal sólo una vez a la semana podría reducir 6.250 calorías durante el año, lo suficiente para evitar el aumento de peso anual promedio (de 0,4 a 1,8 libras) que experimentan la mayoría de los estadounidenses.

29. Mantenga su Nevera Llena

Cuando llegas a casa del trabajo cansado y hambriento, si no tienes comida disponible, es más probable que pidas comida no saludable para llevar. Cocina porciones extra de comidas saludables y mantenlas disponibles en la nevera en caso de que tengas hambre y quieras algo rápido. Además, almacena frutas y verduras frescas y congeladas para que puedas preparar un revuelto rápido de verduras con verduras congeladas y hacerte un delicioso batido de frutas de postre en cuestión de minutos. Desarrolla el hábito de llenar tu nevera y despensa con alimentos saludables para que la pérdida de peso sea mucho más sencilla.

30. El Tamaño Importa

Las personas que visitan los EE.UU. a menudo informan de que se van con unos kilos de más, incluso los estadounidenses que se embarcan en vacaciones indican que vuelven pesando menos. Esto se debe principalmente al tamaño de las porciones de EE.UU. que son 1,5-2 veces más grandes que el resto del mundo, sin mencionar que EE.UU. es el líder mundial en bufets per cápita.

Los estudios muestran que la gente come consistentemente más comida cuando se le ofrecen porciones más grandes. El control de las porciones es esencial cuando se trata de perder peso y mantenerlo. El control de las porciones no significa que tengas que pasar hambre, sino que debes elegir mejor los alimentos.

A medida que envejecemos necesitamos menos comida y calorías. Mide las cantidades de comida que comes con una taza medidora, cucharas y una balanza medidora para ayudarte a aprender sobre el tamaño de las porciones, para que tengas una idea de cuánto necesitas comer. Las comidas de tamaño de porción pre empacadas disponibles en el mercado te ayudan a mantenerte en el camino comiendo sólo las calorías que se supone que debes comer para alcanzar tus metas de peso. Coma alimentos pre-porcionados como paquetes de 100 calorías. No coma de paquetes grandes de comida porque puede comer varias porciones.

31. Piense en el Futuro

Es más fácil evitar comer alimentos que quemar la grasa acumulada al comerlos. Comer un brownie de 300 calorías llevaría a caminar 3 millas a un ritmo de 4 mph para quemar las calorías a través del ejercicio.

32. Aprende A Cocinar

Aprender a cocinar le permitirá ahorrar dinero y evitar la comida de los restaurantes, que a menudo es alta en calorías, grasa y azúcar. Aprender a preparar comidas le ayudará a controlar su peso y a perder peso sin reducir la ingesta de alimentos. Las personas que cocinan también tienen más probabilidades de comer una amplia variedad de ingredientes altamente nutritivos, incluyendo frutas y verduras, que promueven la pérdida de peso. Las personas que no cocinan tienen mayores índices de obesidad. Si no está seguro de cómo cocinar, empiece por ver videos de cocina en YouTube.

33. Elija Métodos de Cocción más Saludables

Freír, asar y asar a la parrilla se encuentran entre los métodos de cocción más insalubres disponibles. Aunque estos alimentos tienden a ser sabrosos y ricos en calorías, el proceso crea varios tipos de compuestos químicos dañinos cuando se cocinan a fuego alto. Estos compuestos incluyen acrilamidas, acroleína, productos finales de glicación avanzada (AGE), aminas heterocíclicas, oxiesteroles e hidrocarburos aromáticos policíclicos (HAP). Muchas de las sustancias químicas que se forman durante la cocción a altas temperaturas aumentan el riesgo de cáncer y enfermedades cardíacas. Para evitar daños colaterales a la salud, elija métodos de cocción más suaves y saludables, como hervir, guisar, cocer al vapor y escaldar.

34. Almacenar las Sobras

Después de cocinar una comida, sírvete, guarda el resto en la nevera y coma. Si dejas tu comida en la estufa, vas a querer seguir mordisqueando. Empacar las sobras las mantendrá frescas para futuras comidas, evitará el aburrimiento o el comer sin sentido, y el comer en exceso. Intente la misma estrategia cuando coma fuera, lleve un recipiente de almacenamiento (respetuoso con el medio ambiente) o pida un recipiente para llevar junto con su comida, de esa forma podrá repartir lo que quiera y empacar el resto para más tarde para ayudar a evitar comer en exceso.

También puede añadir más verduras y frutas a las sobras de su próxima comida para ayudar a mejorar el contenido nutricional de la comida.

35. Evite los Programas de Cocina

Los programas de cocina se han convertido en una tendencia en los medios sociales y las redes de cable. Desafortunadamente, la mayoría de las recetas que aparecen en estos medios son platos y dulces poco saludables. Por lo tanto, Internet y los medios sociales están ayudando a engordar a la gente. Con el aumento del tiempo que la gente pasa viendo los medios sociales, el aluvión de alimentos no saludables hace imposible evitar los antojos y las indulgencias. Si los notas, es mejor saltárselos.

Los estudios muestran que las mujeres que ven programas de cocina y cocinan desde cero pesan 11 libras más que las personas que ven los programas y no cocinan. Aunque las personas que cocinan desde cero son más saludables que las que cenan fuera, la diferencia es que los programas de cocina animan y enseñan a la gente a consumir alimentos indulgentes y poco saludables.

Las mujeres que ven programas de cocina, también conocidas como "espectadoras", pesan un promedio de 153 libras, que es más alto que el peso promedio de las que no ven programas de cocina. Las mujeres que ven y preparan alimentos hechos en programas de cocina, también conocidas como "hacedoras", pesan aún más, en promedio, 164 libras. La gente que mira y trata de recrear platos hechos en programas de cocina se enorgullece de tratar de replicar estas recetas, haciendo poco o ningún esfuerzo para tratar de reducir la grasa y el azúcar adicionales que se asocian típicamente con estos programas.

La gente debería cocinar en casa, necesitan ser conscientes de los ingredientes que están usando, y no ser tentados por los medios de comunicación para comer los peores alimentos.

36. Aprenda Nuevas Recetas

Las recetas familiares y los alimentos reconfortantes son únicos porque saben bien y traen recuerdos fuertes y agradables de la infancia. En promedio, las comidas tradicionales que sus padres y abuelos solían hacer son mucho más altas en calorías y son menos compatibles con nuestra generación menos activa.

Estas comidas son las mejores para ocasiones especiales, comprueba las recetas más saludables para el uso diario.

37. Evite el Aire Contaminado

Las investigaciones han demostrado que la inhalación de gases de escape de automóviles y diésel altera las señales generadas y recibidas por las células grasas. Están causando que estas células crezcan entre un 12 y un 25 por ciento más en tamaño y aumenten en número. La contaminación interrumpe la comunicación entre las células causando inflamación, aumento del almacenamiento de lípidos y activación del sistema inmunológico. La inflamación y la respuesta inmunológica pueden desencadenar una mayor producción de células grasas, provocando un bucle de retroalimentación en el que los dos sistemas siguen empujando al otro hacia adelante. La contaminación atmosférica también interrumpe la barrera hematoencefálica, causando un derrame cerebral, esclerosis múltiple y enfermedades neurodegenerativas como el Parkinson y el Alzheimer.

Si vives en un área donde hay altos niveles de contaminación del aire, o la calidad del aire es baja en ese día. Limite la exposición a la contaminación del aire para ayudarle a evitar el estrés y el desequilibrio que causa a su cuerpo. Use un filtro de aire en su casa, recicle el aire en el auto para que el filtro de aire de su auto pueda limpiar el aire en su cabina, y ajuste las actividades al aire libre. Debido al aumento de la frecuencia respiratoria durante el ejercicio, evite hacer ejercicio al aire libre durante los días de mala calidad del aire y manténgase alejado de las carreteras, donde la exposición a estos contaminantes es mayor.

38. Tenga en Cuenta el Peso de las Vacaciones

Los estudios muestran que las comidas navideñas pueden agregar un promedio de una libra de peso corporal cada año y agregar libras adicionales año tras año. Entonces, aunque la mayoría de nosotros creemos que vamos a perder peso después de las vacaciones, por lo general no es así. Durante las vacaciones, tenga en cuenta que es mucho más difícil perder peso que prevenir su aumento. Aparte de todas las estrategias de este libro, intente preparar versiones bajas en grasa de platos tradicionales durante las fiestas para evitar un aumento progresivo de peso con el tiempo.

39. Prepárate para Bajar de Peso

Cuando tenga hambre, su fuerza de voluntad será más débil, sus antojos más fuertes y es más probable que haga las peores selecciones de alimentos. Su mente subconsciente está llena de recuerdos de alimentos poco saludables que le brindaron experiencias agradables en el pasado, como pizza, danés o cualquier otra cosa que le parezca atractiva. Estos alimentos son estimulantes debido a su alto contenido de azúcar, sal y grasa. Entonces, su cerebro guarda recuerdos de las imágenes y sentimientos que tuvo cuando las comió.

Cuando tenga hambre, estas imágenes de alimentos ricos en calorías comenzarán a parpadear en su mente, su boca comenzará a hacer agua, comenzará a sentir el mismo placer que sintió cuando los comió, y anhelará comerlos. alimentos. Por esta razón, las personas que dependen de la fuerza de voluntad para perder peso eventualmente se rendirán y recuperarán el peso.

El cebado es una técnica para ayudar a las personas a deshacerse de los antojos de los alimentos menos saludables que más ansían.

Si, por ejemplo, su objetivo es disminuir la ingesta de azúcar, utilice un cebado negativo. Mire documentales o lea libros sobre lo malo que es comer azúcar en exceso para su peso. Cuando intente comer azúcar, recordará esas imágenes terribles e información negativa, y su deseo de comer la comida disminuirá. Puede usar esta misma técnica para alimentos procesados, comidas rápidas, carnes, postres, fumar, alcohol o cualquier otro hábito que esté tratando de romper. El cebado lo ayuda a comer de manera más saludable, aprender hábitos positivos o romper los malos.

Un ejemplo de preparación positiva sería si no le gusta comer verduras y su objetivo es mejorar su consumo de verduras. Luego, mire videos de YouTube sobre los beneficios de comer más verduras. Su cerebro comenzará a llenar sus bancos de memoria con esta información y cuando esté en el supermercado decidirá qué alimentos comprar. Su mente mostrará imágenes de platos de verduras de aspecto delicioso, personas delgadas y un número de peso corporal más bajo en la báscula. La reprogramación reemplazará los viejos recuerdos de la comida chatarra que te daban placer y te provocaban un aumento de peso con nuevas imágenes mentales que te ayudarán a tomar la decisión deseada.

40. La variedad es el Condimento de la Vida

Incluir varias frutas y verduras en su dieta es una de las

mejores formas de obtener los antioxidantes, vitaminas y minerales que necesita. Incluso si no le gustan todos los tipos de frutas y verduras, cuanta más diversidad, mejor, eso se debe a que cada alimento ofrece una combinación única de nutrientes, especialmente antioxidantes y fitonutrientes beneficiosos. Incluso diferentes alimentos del mismo grupo de alimentos proporcionan una mezcla diversa de nutrientes. Cambiar las cosas es una excelente manera de asegurarse de que está cubriendo todas sus bases.

Ya es bastante difícil para la mayoría de las personas seguir una dieta saludable a largo plazo, pero cuando repetir las mismas comidas una y otra vez comienza a parecer poco inspirador y restrictivo, esto puede hacer que las cosas sean aún más desafiantes. Puede comenzar a sentir que está comiendo en piloto automático, lo que significa que es más probable que se produzcan antojos y una alimentación sin sentido.

Si no disfruta de las cosas que está comiendo y comienza a sentirse privado, es muy poco probable que obtenga algún beneficio de su dieta a largo plazo. Eventualmente, te caerás del vagón y decidirás que necesitas más diversión y sabor. Para que la alimentación saludable sea algo que pueda sostener, concéntrese en probar cosas nuevas, como diferentes frutas, verduras y granos de temporada.

Cuando se expone a muchos grupos de alimentos diferentes, es más probable que desarrolle una mayor diversidad de bacterias saludables en su intestino. La diversidad bacteriana está asociada con beneficios, incluida la protección contra la obesidad, la reducción de las alergias y la mejora de la inmunidad.

Comer varias grasas y proteínas también es esencial para obtener una mezcla de ácidos grasos y aminoácidos, vitales para funciones como el equilibrio del colesterol, la salud cognitiva, la estabilización del estado de ánimo, la curación del tejido conectivo y mucho más.

41. La Honestidad es la Mejor Política

Se honesto contigo mismo. Ningún dietista, médico, terapeuta o enfermero puede estar con usted las 24 horas del día para aconsejarlo o controlarlo sobre lo que debe comer. La mejor estrategia es ser responsable ante sí mismo, controlar su comportamiento y entrenarse cuando se dé cuenta de que puede hacerlo mejor. Para perder peso, debes ser completamente honesto contigo mismo.

Pregúntese, ¿realmente está llevando un registro de todo lo que come? ¿Está dejando algunas golosinas y bocadillos adicionales? Algunas de las excusas más comunes que hacen los pacientes cuando no alcanzan sus objetivos de pérdida de peso incluyen: "Realmente no como tanto". "Como muy saludable". "Estoy aumentando de peso porque mis rodillas están mal y no puedo hacer ejercicio". "Creo que tengo un problema hormonal". "Estoy aumentando de peso porque no pude conseguir una cita para ver al nutricionista". "Tengo huesos grandes". "Estoy haciendo todo lo que me dijeron que hiciera, ¡pero las recomendaciones simplemente no me funcionan!" Se honesto contigo mismo. Es fácil encontrar excusas para no perder peso. Si quieres saber cómo bajar de peso honestamente, no te permitas exagerar tus desafíos y convertir los obstáculos menores en excusas para el fracaso. Todo se reduce al respeto. ¿Te respetas lo suficiente como para ser completamente honesto contigo mismo?

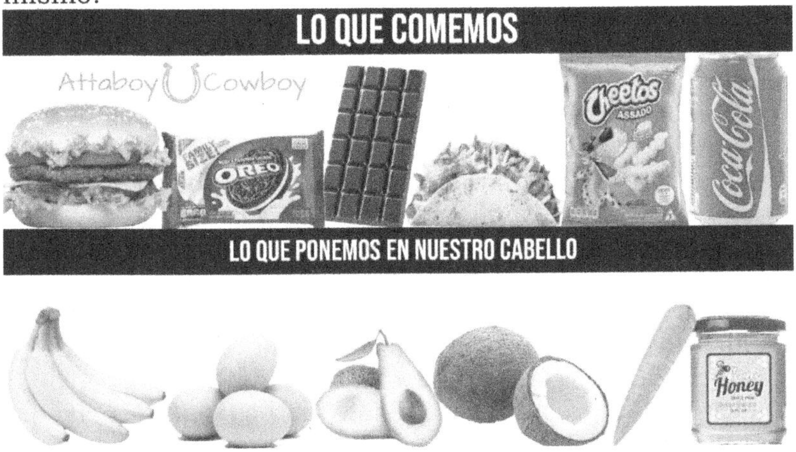

42. Manténgalo Simple

Cuanto más difícil y más tiempo tardas en hacer algo, menos probable es que te mantengas al día. Cambiar a una nueva rutina requiere una inversión de tiempo inicial, lo que hace que algunas personas se den por vencidas, y ordenen comida para llevar alta en calorías. No tienes que dejar de comer comida gourmet o estar al día con las últimas tendencias para perder peso. Manténgalo simple. En lugar de eso, encuentra unas cuantas recetas saludables favoritas y cíñete a ellas.

43. Meditación

La meditación adopta muchas formas, incluida la meditación de atención plena, la repetición de un mantra, las imágenes guiadas o la visualización. Al reducir la respuesta de lucha o huida que induce ansiedad en el sistema nervioso simpático, la meditación puede disminuir la frecuencia cardíaca, disminuir la presión arterial, relajar los músculos y hacer más lenta la respiración. La meditación también cambia estructuralmente la corteza cerebral del cerebro, que desempeña un papel fundamental en la memoria, la atención y la conciencia. La meditación puede tratar la ansiedad, el estrés, el dolor crónico, la depresión y el cáncer. Los beneficios psicológicos incluyen una mayor estabilidad emocional, calma, disminución de la ansiedad y mayor confianza en uno mismo.

La meditación, especialmente la meditación de atención plena, puede ser un componente esencial de su plan de pérdida de peso. Con el tiempo, puede ayudarlo a realizar cambios duraderos en sus patrones de pensamiento, hábitos alimenticios e incluso en cómo se siente con respecto a su peso.

B. Tratamientos para Adelgazar

44. Acupuntura

Un acupunturista inserta agujas delgadas como un cabello en puntos específicos del cuerpo o vías de energía para restaurar el flujo de qi. Las agujas estimulan los puntos de acupuntura, que hacen que el sistema nervioso libere endorfinas similares al opio a los músculos, la médula espinal y el cerebro. Estos productos químicos reducen la experiencia del dolor y desencadenan la liberación de otros productos químicos y hormonas que influyen en el sistema de regulación interno del cuerpo. Crea un efecto calmante que contrarresta la ingesta excesiva provocada por un aumento del estrés, la ansiedad o la frustración. En este sentido, la acupuntura puede calmar a los afectados y ayudarlos a adelgazar sin recurrir a las drogas. La acupuntura representa una eficaz opción terapéutica médica complementaria y alternativa para el control de la obesidad.

45. Acupresión

Los practicantes de acupresión (se puede aplicar a uno mismo) usan herramientas o sus manos para aplicar presión a puntos de acupresión específicos en el cuerpo para abrir los flujos de energía, promover el equilibrio emocional y liberar la tensión. La estimulación de varios puntos del cuerpo puede desencadenar la liberación de endorfinas, sustancias químicas que reducen el dolor del cuerpo y que aumentan el flujo sanguíneo y el oxígeno a áreas del cuerpo para aliviar el malestar y el dolor. La acupresión reduce el estrés, estimula la digestión y mejora el metabolismo, todo lo cual juega un papel en el control del peso.

46. Aromaterapia

Los aceites esenciales aromáticos se extraen de las plantas, se destilan y se mezclan con otras sustancias como alcohol o loción. Luego se aplican a la piel para su absorción o se rocían en el aire para inhalar. Inhalar un aroma desencadena poderosos neurotransmisores y otras sustancias químicas que estimulan ciertas partes del sistema límbico, que controlan las emociones y el comportamiento, lo que resulta en un mejor estado de ánimo. La aromaterapia, también conocida como terapia con aceites esenciales, puede mejorar la salud física y emocional. Algunos de los beneficios que ofrece la aromaterapia incluyen:

- reducir ansiedad

- Disminuir la tensión
- reducir los sentimientos de depresión
- aliviar dolores y molestias en el cuerpo
- mejorar la digestión
- frenar los antojos de comida
- energiza tu entrenamiento
- corregir la celulitis
- corregir las estrías

47. Esencia Floral

En la década de 1930, el Dr. Edward Bach creó el sistema de esencias florales. La terapia de flores, o terapia de esencias, se considera medicina vibracional, basada en la idea de que todo en la naturaleza, incluidas las flores y su propio cuerpo, tiene su propia vibración. Cuando la vibración está desafinada en el cuerpo, lo cual puede ser causado por angustia emocional y enfermedad, el uso de esencias florales con su vibración específica puede ayudar a restablecer la calma y el equilibrio.

Las esencias destiladas de flores silvestres, que son líquidos infundidos con la energía de una flor, generalmente se conservan en una base de alcohol y se administran internamente, debajo de la lengua, para equilibrar sus emociones. El objetivo de la medicina vibracional es mover, desbloquear o equilibrar la energía vital sobre el cuerpo físico, energético y espiritual. Hacerlo ayudará a lograr el bienestar mental, físico y espiritual.

Las esencias florales son a base de agua, hechas solo de flores. Por otro lado, los aceites esenciales de aromaterapia son a base de aceite y están hechos de las partes aromáticas de las plantas. La principal diferencia es que las esencias florales generalmente se toman internamente con un gotero. Puede agregarlos a su botella de agua y beber a sorbos durante todo el día. Por el contrario, los aceites esenciales se aplican por vía tópica o por inhalación.

48. Hidroterapia

La hidroterapia también se conoce como terapia acuática, terapia de agua, terapia de piscina y balneoterapia. El agua se usa externa o internamente en diferentes formas (agua, hielo, vapor) para promover o tratar diversas enfermedades con diferentes temperaturas, presiones, duración y sitio. La hidroterapia mejora muchos trastornos de la salud, que incluyen; inmunidad, maneja el dolor, problemas cardíacos, problemas respiratorios, trastornos circulatorios, fatiga, ansiedad, obesidad, hipercolesterolemia, trabajo de parto e hipertermia. Los resultados varían según la temperatura del agua y cómo se aplica.

Los baños de contraste fríos / calientes son un tratamiento terapéutico en el que una parte de todo el cuerpo se sumerge primero en agua caliente y luego en agua helada. Alternando inmersión en frío y caliente varias veces. Puede mejorar la circulación alrededor del tejido lesionado.

49. Masaje

El masaje reduce eficazmente síntomas como el estrés, el dolor, la ansiedad, la depresión, las náuseas y la fatiga en personas que se han sometido a quimioterapia o cirugía por cáncer. El masaje de tejido profundo estimula el flujo linfático y la circulación, lo que ayuda en la desintoxicación y la pérdida de peso. Junto con una dieta natural de alimentos integrales, el masaje puede ayudar a reducir el exceso de grasa y peso en su cuerpo.

50. Cámara hiperbárica

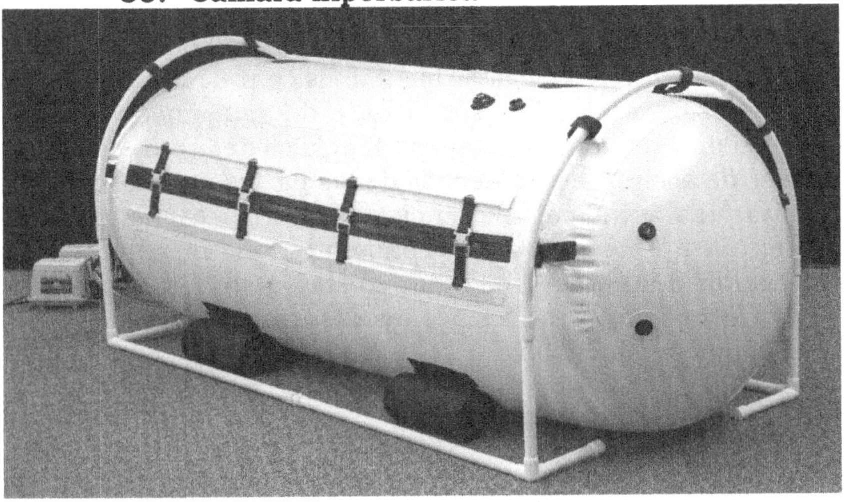

La terapia con oxígeno hiperbárico (TOHB) acelera el proceso de curación de casi cualquier trastorno médico.

Entras en una cámara con niveles de presión de 1,5 a 3 veces más altos que el promedio, te relajas, te sientas o te acuestas cómodamente y respiras oxígeno puro con una máscara. El oxígeno se introduce a la fuerza en la sangre, infundiendo los tejidos lesionados que necesitan más oxígeno para que puedan comenzar a curarse y restaurar la función corporal saludable.

El TOHB previene la "lesión por reperfusión", que es el daño tisular que ocurre cuando el suministro de sangre regresa a los tejidos después de haber sido privados de oxígeno. Las células dañadas comienzan a liberar radicales libres dañinos en el cuerpo. Los radicales libres dañan los tejidos corporales, hacen que los vasos sanguíneos se bloqueen, TOHB ayuda a los captadores de radicales de oxígeno del cuerpo a encontrar las moléculas problemáticas y ayudar a que continúe la curación.

El TOHB ayuda a evitar que las bacterias dañinas liberen toxinas en el cuerpo y fortalece el sistema inmunológico del cuerpo. También aumenta la concentración de oxígeno en los tejidos, que combaten las infecciones, y ayuda a los glóbulos blancos a encontrar y destruir a los invasores.

TOHB promueve la formación de nuevo colágeno, vasos sanguíneos y células de la piel. También estimula a las células para que produzcan factor de crecimiento endotelial vascular, que atrae y estimula las células endoteliales necesarias para la curación.

Para obtener resultados más rápidos, el TOHB se puede usar al menos tres veces a la semana o dos veces al día para obtener resultados óptimos.

C. Problemas de sueño

51. Privación De Sueño

La privación de sueño puede causar aumento de peso, disminución de la expectativa de vida y alterar las hormonas esenciales involucradas en el metabolismo. Las personas que trabajan en el turno de noche son más susceptibles de aumentar de peso porque es menos probable que rechacen los alimentos cuando están cansados y son más vulnerables a comer en exceso después de dormir sólo 4 horas al día durante seis días seguidos, las personas no pudieron regular su azúcar en la sangre de manera adecuada, lo que llevó a comer en exceso debido a la sensación de hambre. La falta de sueño te hace susceptible a enfermedades cardíacas, diabetes, derrame cerebral, cáncer, presión arterial alta y un sistema inmunológico más débil. Su tasa de mortalidad también aumentará exponencialmente. Dormir de 7 a 8 horas al día le ayudará a controlar el nivel de azúcar en la sangre, mantener el peso y evitar las comilonas.

Las mujeres de mediana edad ven naturalmente una disminución en sus niveles de estrógeno, lo cual afecta su ciclo de sueño-vigilia. Este proceso tiene el doble efecto de disminuir el sueño y hacer más difícil el sueño. La privación de sueño reducirá la producción de niveles de leptina, lo que significa que no se registra la sensación de plenitud que le indica que debe dejar de comer. También eleva los niveles de grelina, lo que te dará mucha hambre. Tener este desequilibrio te hará más hambriento de alimentos altos en calorías y carbohidratos. La falta de sueño afectaría la función de ambas hormonas.

La falta de sueño también puede reducir la sensibilidad a la insulina, lo que significa que tu cuerpo la está produciendo, pero no la está registrando. La insulina ayuda a las células de su cuerpo a utilizar el azúcar (glucosa) como combustible y también convierte las calorías en grasa. A medida que el cuerpo se vuelve menos sensible, el páncreas tiene que liberar niveles más altos de insulina en el torrente sanguíneo para asegurarse de que las células obtengan suficiente glucosa y mantengan el nivel de azúcar en la sangre con regularidad. La insulina adicional hace que las calorías se almacenen como grasa. Si usted es mayor, ese exceso de grasa se almacena en su abdomen. Los estudios han demostrado una correlación entre la falta de sueño y el aumento del IMC. El ochenta por ciento de los adultos que sufren de privación crónica de sueño, tienen en promedio cuatro o más problemas de salud.

52. Factores Que Ayudan A Mejorar El Sueño

- Ajústate a un horario de sueño, duérmete y despierta a la misma hora todos los días. La duración, el tiempo y la calidad de su sueño ayudarán a mantener sus hormonas en equilibrio.
- Prueba una aplicación de sueño para iPhone diseñada para ayudarte a maximizar tu sueño, como ciclo de sueño, entrenador de sueño o sónico.
- La luz ambiental excesiva puede afectar negativamente su ciclo de sueño-vigilia. Disminuya la iluminación en su dormitorio a medida que se acerca la hora de acostarse e instale cortinas que bloqueen la luz por las mañanas si es necesario para prolongar su sueño.

Desenchufe o coloque un trozo de cinta aislante negra en los dispositivos electrónicos que emiten luz en su dormitorio, como televisores, luces azules o rojas en dispositivos electrónicos, y coloque su teléfono celular boca abajo.

- Cambie las bombillas de luz de su dormitorio de CFL y LED a halógenas. Reducir la cantidad de exposición a la luz azul mejorará su sueño. El exceso de luz azul causa inflamación y disfunción mitocondrial y afecta el control de la glucosa, lo que lleva a un nivel alto de azúcar en sangre y aumenta la resistencia a la insulina.
- Usar la luz roja por la noche ayudará a su cuerpo a hacer la transición a su ciclo de sueño de manera más natural. Justo antes de irse a la cama, cambie a luces rojas en su habitación, la baja temperatura de color tendrá un efecto calmante en su cuerpo y es la longitud de onda de luz más propicia para una buena noche de sueño.
- A medida que envejece, necesitamos más idas al baño durante la noche. Así que instala luces nocturnas para que puedas ir al baño sin encender las luces de techo, lo que puede dificultar la vuelta al sueño. Por las mañanas, abre las persianas para dejar entrar la luz, lo que ayuda a regular tus patrones de sueño.
- Si tiene problemas para dormir, instale una cámara en su habitación para grabar su sueño y ayudarle a averiguar si tiene apnea del sueño. La apnea del sueño puede ser un grave trastorno del sueño en el que la respiración se detiene y comienza repetidamente a lo largo de la noche. Si se siente cansado después de una noche completa de sueño y ronca, es posible que tenga apnea del sueño. La obstrucción de la respiración puede hacer que te despiertes cientos de veces durante la noche y que los niveles hormonales se desequilibren.
- El ejercicio excesivo con un descanso inadecuado aumenta la susceptibilidad a las infecciones, disminuye la capacidad del cuerpo para sanar, altera los patrones de sueño y los patrones hormonales, y aumenta los niveles circulantes de la hormona del estrés, cortisol.

53. Evitar Las Siestas Diurnas

Las investigaciones han determinado que las personas queman menos calorías cuando duermen durante el día y se quedan despiertas por la noche. Dormir durante el día hará que quemen de 52 a 59 calorías menos porque su ritmo circadiano está apagado, afectando el metabolismo a un mal funcionamiento. Si tu ritmo circadiano está apagado, pasar un fin de semana en el desierto puede ayudar a que vuelva a funcionar.

54. Deshazte del Reloj Despertador

Salir de la cama con una sacudida puede activar tu sistema nervioso simpático. Aumentando la presión arterial y el ritmo cardíaco y aumentando los niveles de estrés al hacer que la adrenalina se dispare. La solución a este problema insalubre es intentar despertar gradualmente a la luz natural. Por término medio, las personas que se levantan de forma natural se sienten un 10 por ciento más descansadas durante el día que las personas que utilizan una alarma para despertarse. También tardan menos tiempo en sentirse completamente despiertos que las personas que necesitan una alarma.

Si no es capaz de despertarse de forma natural, intente utilizar sonidos que no afecten a su estado de ánimo. Utiliza sonidos calmantes en lugar de una melodía agresiva. La alarma o las señales de despertarse ideales provocan un cambio suave y relativamente gradual de un sueño más profundo a uno más ligero, lo que permite un despertar más natural y menos estresante.

Trate de despertarse gradualmente usando sonidos que se intensifiquen progresivamente y que avancen de muy suaves a más fuertes. Incluso la exposición gradual a la luz tiende a funcionar mejor para inducir los cambios graduales en la actividad cerebral que imitan el despertar natural. Algunos de los mejores sonidos que se pueden utilizar son: gotas de lluvia, sonidos de una selva tropical, tu canción favorita, agua (olas del océano, arroyos o ríos), jazz suave, el canto de los pájaros, instrumentos musicales suaves (flautas, arpas, violines y pianos), y el sonido de los grillos.

55. Ajuste su Sueño

Investigadores de la Universidad del Sur de California (USC) encontraron que las personas que dormían 6 horas y media por noche en promedio vivían más que las personas que dormían ocho horas al día. La cantidad de sueño que su cuerpo necesita depende del estilo de vida que lleva. Por ejemplo, una mayor cantidad de estrés, malos hábitos alimenticios o la falta de ejercicio harán que duerma más. Comer más sano, hacer ejercicio, no fumar o beber hará que su cuerpo se dañe menos y requiera menos tiempo de recuperación a través del sueño.

Si saliste la noche anterior a beber, comiste alimentos no saludables o no dormiste bien anoche. Ajuste su comportamiento al día siguiente. Coma más saludablemente, haga menos ejercicio que de costumbre y evite situaciones estresantes. Cuando su cuerpo no está bien descansado, estos tres factores pueden hacer más daño a su cuerpo de lo esperado.

56. Realice un Tratamiento para Ronquidos

Casi la mitad de los adultos americanos roncan. El ronquido ocurre cuando el aire no puede moverse libremente por la nariz y la garganta durante el sueño. Tener un exceso de garganta floja y tejido nasal hará que el tejido vibre y produzca el conocido sonido del ronquido. El ronquido puede interrumpir su sueño o el de su pareja y ser un signo de una condición de salud, incluyendo:

- ✓ Obesidad
- ✓ Apnea obstructiva del sueño (bloqueo de las vías respiratorias)
- ✓ Privación de sueño
- ✓ Anormalidad estructural de su nariz, boca o garganta
- ✓ Consumo de alcohol demasiado cerca de la hora de acostarse
- ✓ Posiciones incorrectas como dormir boca arriba

Los ronquidos interrumpen el sueño, provocando fatiga, lo que te hace más hambriento y menos activo, lo que lleva a un aumento de peso. A largo plazo, el ronquido altera el metabolismo, aumenta el apetito y disminuye el gasto de energía. El ronquido puede causar obesidad, y la obesidad puede causar ronquidos.

Más del 70% de los pacientes con apnea del sueño son obesos, y el 40% de los obesos tienen apnea del sueño. El exceso de grasa alrededor del cuello causa compresión de las vías respiratorias superiores, especialmente cuando se está acostado, aumentando los ronquidos. La grasa de la boca alrededor del pecho comprime la caja torácica, lo que empeora los ronquidos y la apnea del sueño. La grasa del vientre empuja el diafragma hacia arriba, reduciendo el volumen de los pulmones y restringiendo el flujo de aire y el aire necesario para mantener una cierta forma en la garganta para evitar el colapso. Por lo tanto, la pérdida de peso es la forma más efectiva de deshacerse de los ronquidos y la apnea del sueño.

Los hombres son más propensos a roncar porque tienden a aumentar de peso alrededor de su cuello, pecho y abdomen. Mientras que las mujeres suelen aumentar la grasa corporal periféricamente: en los muslos, el trasero y las caderas.

Los ronquidos pueden disminuir los niveles de oxígeno en la sangre, lo cual tensiona el cerebro y los órganos, a la vez que duplica el riesgo de desarrollar diabetes, obesidad e hipertensión arterial. Si tienes apnea del sueño, tu riesgo aumenta entre el 70 y el 80%. La gente puede reducir a la mitad los efectos de la apnea del sueño si pierde sólo entre el 10 y el 15% de su peso corporal.

La privación crónica del sueño causada por los ronquidos o la apnea del sueño hace que uno se sienta cansado, que tenga menos energía para hacer ejercicio y que se desencadenen antojos de alimentos con alto contenido de azúcar para aumentar la energía. Así que, aunque piense que tiene hambre, puede que le falte sueño. Más ronquidos producen peor sueño y más agotamiento, lo que a su vez se mitiga comiendo en exceso y haciendo poco ejercicio.

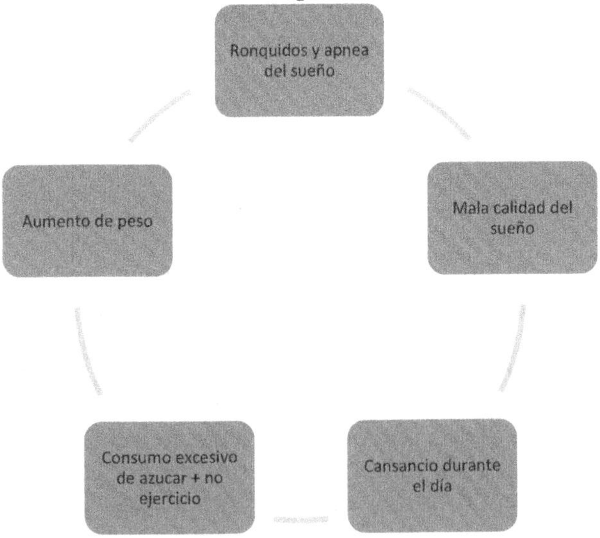

57. Hacerse un Estudio del Sueño

La polisomnografía, comúnmente conocida como estudio del sueño, es una prueba utilizada para diagnosticar los trastornos del sueño. Durante una polisomnografía, se entra en una unidad de trastornos del sueño dentro de un hospital o centro del sueño. Una vez vestido con ropa cómoda, se acuesta para dormir en una cama cómoda con una cámara que graba todo el estudio del sueño. También se colocan sensores en su cuerpo para registrar las ondas cerebrales, el ritmo cardíaco, la respiración y los niveles de oxígeno en la sangre, así como los movimientos de los ojos y las piernas durante el estudio. La prueba registra sus etapas y ciclos de sueño para identificar si sus patrones de sueño se interrumpen y por qué.

Razones comunes para un estudio del sueño:

- Trastorno periódico del movimiento de las extremidades a veces asociado al síndrome de las piernas inquietas. En este trastorno del sueño, involuntariamente se extienden y flexionan las piernas mientras se duerme.
- Apnea del sueño u otros trastornos respiratorios relacionados con el sueño. En esta condición, su respiración se inicia y se detiene repetidamente durante el sueño.
- La narcolepsia es un trastorno crónico del sueño que causa una somnolencia diurna abrumadora y ataques repentinos de sueño.
- El insomnio crónico inexplicable se caracteriza por problemas constantes para dormirse o permanecer dormido.
- Los comportamientos inusuales durante el sueño se caracterizan por actividades inusuales durante el sueño, como moverse mucho, caminar o hacer movimientos rítmicos.
- El trastorno de la conducta de sueño con movimientos oculares rápidos (MOR) se caracteriza por representar los sueños mientras se duerme.

D. Problemas Digestivos

58. Reducir el Estrés

Cuando te estresas, el sistema de control ejecutivo del cerebro, que es la señal para dejar de comer, se agota. Por lo tanto, dejar de hacer las cosas que quieres se hace más difícil y con mucha energía. Así que cuando estás estresado, no hay tanta energía dedicada a detener tus impulsos de comer.

El aumento de los niveles de estrés también puede causar un desequilibrio hormonal. Cuando se está bajo estrés, el cuerpo produce unas hormonas llamadas glucocorticoides. El aumento de los niveles de glucocorticoides puede aumentar el apetito de una persona, causando un aumento de peso. El cortisol es un tipo de glucocorticoide; niveles más altos de estrés crearán niveles más altos de cortisol en su cuerpo, causando que usted ingiera más calorías. El estrés también puede precipitar la alimentación emocional, lo que implica comer alimentos no saludables para controlar y mejorar un estado de ánimo negativo. Las estrategias para reducir el estrés incluyen el ejercicio regular, el sexo, la reducción del consumo de cafeína, la práctica de la meditación o la atención plena, pasar tiempo al aire libre y decir no a los compromisos no esenciales.

El control del estrés ayuda a disminuir el peso al evitar que se coma por el estrés y que se liberen las hormonas que causan el aumento de peso. Es tu percepción y manejo de un evento y no la naturaleza del factor estresante, lo que determina su efecto en ti. Cuanto más control perciba que tiene sobre una situación estresante, menos dañino será el estrés.

Las personas bajo estrés pican más y tienden a anhelar alimentos azucarados y grasos como papas fritas y galletas, que pueden añadir rápidamente a la grasa del estómago. Las personas estresadas quieren alimentos dulces porque hacen que liberes endorfinas, que actúan como una droga para calmar el estrés, hacerte sentir bien y mejorar el estado de ánimo. Pero comer dulces puede causar un colapso del azúcar después, causando más antojos y haciendo que comas más.

Controle el estrés identificando los factores estresantes a largo plazo y aliviando la tensión con golosinas no calóricas.

Desarrolle una lista de actividades no alimenticias para combatir el estrés y para usar cuando esté estresado. Por ejemplo, recibir un masaje, comprar flores, trabajar en el jardín, jugar a los videojuegos, ver una película, hablar con un amigo o con un familiar son actividades no alimenticias en las que se puede participar. El ejercicio es la mejor opción ya que reduce el estrés y ayuda a bajar de peso.

59. Proteína

La proteína es necesaria para el crecimiento, un metabolismo eficiente, aumentar la sensación de plenitud y retrasar el hambre. También desempeña un papel en la reversión de la pérdida de músculo relacionada con la edad, lo que ayuda a construir músculo y quemar calorías, y como también se necesitan más calorías para descomponer y digerir las proteínas, también reduce el peso.

El consumo de proteínas para los tentempiés reduce la ingesta de calorías en las comidas posteriores. Comer huevos para el desayuno le hará comer menos calorías en el almuerzo en comparación con los que comieron un desayuno a base de granos. También comerá menos calorías durante las próximas 36 horas.

Una forma sencilla de aumentar la ingesta de proteínas es añadir una cucharada de semillas de chía o de cáñamo a sus comidas.

Coma proteínas con cada comida. Si se te antojan los dulces después de una comida, entonces no estás comiendo suficientes proteínas. No comer suficientes proteínas puede llevarte a ganar peso y hacer que comas alimentos como los azúcares que te harán ganar peso.

Algunos ejemplos de alimentos ricos en proteínas son las carnes magras, el yogur griego, las legumbres, la quínoa y los frutos secos.

60. Extienda Su Consumo De Proteínas

La mayoría de los americanos comen muy pocas proteínas en el desayuno, cantidades moderadas en el almuerzo y altas cantidades de proteínas en la cena. Para una síntesis óptima de las proteínas, distribuya su consumo de proteínas de manera uniforme a lo largo del día. Los investigadores han encontrado que las personas que distribuyen sus proteínas a lo largo del día, absorben un 25% más de proteínas en general.

61. Esté Atento A Las Alergias Alimentarias

Eructar o expulsar gases después de una comida significa que estás comiendo demasiado rápido o que comes demasiados alimentos que tu cuerpo tiene problemas para digerir. Podrías tener intolerancia alimentaria o alergias. Los alimentos como la soja, el gluten, los lácteos o los granos refinados pueden causar inflamación, un sistema inmunológico debilitado, hinchazón y aumento de peso. Con el tiempo, el consumo de alimentos que le cuesta digerir hará que estos alimentos se acumulen en el intestino junto con el gas y los líquidos. Este proceso ralentiza su metabolismo y lleva a un mayor aumento de peso. Si no está seguro de cuáles son los alimentos que le molestan en el estómago, utilice un diario de comidas para llevar un registro de los alimentos que come o pruebe una dieta de eliminación.

62. Indigestión

Comer en exceso puede causar indigestión. A medida que el estómago se llena de alimentos que no puede digerir, el cuerpo trata de lidiar con esto produciendo más ácido para descomponerlo. A medida que el ácido se acumula comienza a desbordarse en el esófago resultando en un reflujo de ácido. Este proceso causa inflamación, hinchazón, aumento de peso y un metabolismo más lento.

63. Movimientos intestinales regulares

Las evacuaciones intestinales regulares que se asemejan a un plátano marrón significa que su sistema inmunológico funciona correctamente. Variaciones como la consistencia viscosa, parecida a un guijarro, amarilla, acuosa, mucosa, o que requiere un fuerte empuje, gruñidos, cantidades excesivas de tiempo, o sudor, todo significa que no estás comiendo una dieta equilibrada. La defecación incompleta o no consistente permitirá que los desechos se acumulen dentro de su cuerpo. Acumular desechos en su tracto intestinal puede conducir al envejecimiento, a una mala salud intestinal y al aumento de peso. Ir varias veces al día al baño es un signo de buena salud, pero lo mínimo debería ser una vez al día. La comida que no es evacuada puede permanecer más de una semana en el intestino, descomponiéndose y liberando toxinas en el cuerpo en lugar de simplemente liberar nutrientes cuando está fresca dentro del cuerpo. Este proceso puede ralentizar el metabolismo, provocar un aumento de peso secundario a los residuos que se acumulan en los intestinos, la hinchazón y causar múltiples problemas de salud.

64. Laxantes

Los laxantes deben utilizarse en situaciones de emergencia. Si los usa más de dos veces al año, entonces no está comiendo bien. Los laxantes aceleran la comida a través del tracto intestinal, impidiendo que el cuerpo absorba los nutrientes que necesita de los alimentos que come. Tomar laxantes ralentizará su metabolismo, causará un aumento de peso, provocará deficiencias de vitaminas y minerales, causará problemas para perder peso y llevará a un envejecimiento prematuro. Si no eres capaz de defecar de forma natural, tienes que abordar los problemas relacionados con la falta de alimentación adecuada, un problema médico o un trastorno alimentario.

65. Pérdida de Cabello

La pérdida de cabello es un signo de mala circulación y de un metabolismo lento, lo que llevará a un aumento de peso. Múltiples problemas pueden causar la pérdida de cabello, pero no todos ellos causan el aumento de peso, por lo tanto, es vital explorar si su aumento de peso está relacionado con no comer adecuadamente, la genética, un problema médico, o un trastorno de la alimentación.

E. Condimentos

66. Pruebe los Condimentos Saludables

Los condimentos son una excelente opción para añadir sabor a la comida, reducir las calorías y mejorar los beneficios para la salud. Sin embargo, hay que tener en cuenta los ingredientes no saludables como los aceites vegetales, las grasas trans, los aditivos artificiales y las cantidades excesivas de azúcar o sal. Algunos condimentos son tan poco saludables que pueden convertir una comida sana en una no saludable.

Opciones Saludables

- **Salsa**

La salsa es ahora más popular como condimento que la salsa de tomate en los Estados Unidos. La salsa está llena de beneficios para la salud; de la cebolla, el ajo, los tomates, el cilantro y los chiles. Además, es muy baja en calorías; dos cucharadas de salsa tienen sólo diez calorías, frente al aderezo ranchero que tiene 119 calorías. La salsa fresca es ideal ya que las verduras conservan la mayoría de sus propiedades saludables. Si compra salsa preparada, compruebe los ingredientes y evite las salsas con altas cantidades de azúcar añadida.

- **Salsa picante**

Uno de los condimentos más saludables disponibles es la salsa picante. Es muy versátil, añade muchos sabores, y sólo tiene seis calorías por cucharadita. Además, la capsaicina, un compuesto que se encuentra en los pimientos picantes, acelera el metabolismo, es un antiinflamatorio, y aumenta la pérdida de peso.

- **Guacamole**

El guacamole es una ensalada superalimentaria hecha combinando puré de aguacate, cebolla, jalapeño, ajo, cilantro, jugo de lima y sal. El alto contenido de fibra y grasa saludable ayudará a mantenerte saciado por largos períodos.

- **Pesto**

El pesto está hecho de hojas frescas de albahaca, queso parmesano, aceite de oliva extra virgen y piñones. Debido a que es cruda, la salsa pesto tiene un alto contenido de zinc y varios otros nutrientes.

- **Mostaza**

Hay muchas variedades de mostaza hecha de semillas de mostaza, vinagre destilado, ajo en polvo, cúrcuma, jugo de limón y sal. La mostaza tiene sólo seis calorías por dos cucharaditas. Los ingredientes de la mostaza son antiinflamatorios y proporcionan una variedad de beneficios para la salud.

- **Miel cruda**

La miel cruda no se pasteuriza y se procesa mínimamente, lo que la hace más rica en nutrientes en comparación con la miel fabricada comercialmente. La miel cruda tiene antioxidantes que previenen el daño celular, así como compuestos antiinflamatorios y antibacterianos.

- **Tahini**

El tahini es una salsa del medio oriente hecha de semillas de sésamo molidas. Las semillas de sésamo son ricas en zinc, selenio, cobre, hierro y vitamina B6 que ayudan a la salud de la tiroides y a estabilizar el peso. También tiene cinco gramos de proteína por cada dos cucharaditas.

- **Mantequilla Con Hierba**

Comparada con la mantequilla normal, la mantequilla proveniente de animales alimentados con hierba contiene más de 500% más de ácido graso linoleico conjugado (CLA), que promueve la pérdida de peso. La mantequilla alimentada con pasto es rica en colesterol bueno, grasas omega-3, grasas saturadas, vitaminas A, D, E, K2, y yodo, lecitina y selenio. También es antiinflamatoria y ayuda a combatir las enfermedades del corazón. Sin embargo, debido a que se necesita más tierra para que los animales alimentados con pasto pasten, los productos son menos sostenibles y causan más daño al medio ambiente.

- **Yogur Griego Simple**

El yogur griego simple no contiene azúcar añadido y es una alternativa saludable a la mayoría de los condimentos a base de crema. El yogur griego es un sustituto bajo en calorías de la mayonesa o la crema agria y tiene un alto contenido de calcio y proteínas. Siete onzas de yogur griego bajo en grasa contiene casi 20 gramos de proteína, reduce el hambre y promueve el crecimiento muscular.

- **Vinagre De Sidra De Manzana**

El vinagre de sidra de manzana ayuda a mejorar el control del azúcar en la sangre después de una comida, lo que es útil para la diabetes, y una buena alternativa para el aderezo de la ensalada.

- **Levadura nutricional**

La levadura nutricional es una alternativa vegetariana nutritiva para el queso. Tiene un alto contenido de proteínas, vitaminas, minerales y antioxidantes. La levadura nutricional protege contra el daño oxidativo, reduce el colesterol y aumenta la inmunidad.

- **Sauerkraut**

El Sauerkraut está hecho de col fermentada y tiene un alto contenido de fibra dietética y contiene vitaminas C y K, potasio, calcio y fósforo. El Sauerkraut tiene más de 28 cepas probióticas diferentes y es muy beneficioso para la salud intestinal.

- **Kimchi**

El kimchi es un condimento coreano hecho de col fermentada, ajo, cebolla, chile y sal. Es una rica fuente de bacterias buenas. Estas bacterias saludables viven en el intestino y mejoran los niveles de colesterol, el sistema inmunológico, la salud de la piel y aumentan la pérdida de peso.

- **Mantequilla De Nuez**

La mantequilla de nueces como la de almendra, anacardo, avellana y cacahuete tienen un alto contenido en minerales, grasas saludables y proteínas, dos cucharadas tienen un promedio de 7 gramos. Aumentan la saciedad y ayudan a la regulación del azúcar en la sangre y al control del peso.

- **Tamari**

Tamari es una salsa japonesa similar a la salsa de soja y hecha de soja fermentada. Tamari tiene una apariencia más oscura, textura más espesa, sabor más rico y 45% más proteína que la salsa de soja tradicional. Dos cucharadas de tamari proporcionan casi 4 gramos de proteína y no contiene gluten.

- **Jugo De Limón**

El jugo de limón es un condimento adaptable y saludable que es rico en vitamina C, un poderoso antioxidante, y es bajo en azúcar. Beneficia la piel, el sistema inmunológico, la salud del corazón, quema la grasa y estimula la pérdida de peso.

- **Vinagre Balsámico**

El vinagre balsámico está hecho de uvas maduras. Es rico en antioxidantes, especialmente en antioxidantes polifenoles como los flavonoides, el ácido cafeico y el ácido gálico. Estos antioxidantes protegen contra el daño celular y previenen la oxidación del colesterol LDL (malo), que puede reducir el riesgo de enfermedades cardíacas.

- **Aceite De Oliva Virgen Extra**

El aceite de oliva extra virgen se hace de la primera prensada de las aceitunas y se procesa mínimamente. El aceite de oliva apoya la salud del corazón y reduce la inflamación. Debido a su rico contenido en antioxidantes, ayuda a reducir el daño celular en el cuerpo. El aceite de oliva virgen extra debe consumirse crudo para preservar sus componentes nutricionales. Necesitamos una ingesta constante de aceites poliinsaturados en nuestra dieta porque son los componentes básicos de los eicosanoides. Los eicosanoides son una hormona poderosa que controla cada célula, órgano y sistema de nuestro cuerpo. Estas hormonas dictarán el funcionamiento de su sistema inmunológico, ya sea que pierda peso, tenga dolor e inflamación, o tenga un ataque al corazón.

- **Aceite De Sésamo Tostado**

El aceite de sésamo tostado se produce tostando las semillas de sésamo antes de extraer el aceite de ellas. Tiene un sabor más rico que el aceite de sésamo regular y debe ser usado rociado sobre los alimentos, en lugar de usarlo para cocinar. El aceite de sésamo es un antiinflamatorio, reduce los niveles de colesterol LDL (malo) y beneficia al corazón, las articulaciones, la piel y el cabello.

- **Hummus**

El humus es una mezcla de tahini, garbanzos, aceite de oliva, ajo, jugo de limón y sal. El humus tiene un alto contenido de proteínas, fibra, magnesio y folato. Es un cóctel de ingredientes saludables que ayudan a sentirse saciado y promueve la pérdida de peso.

Condimentos No Saludables Para Limitar

Muchos condimentos contienen productos químicos artificiales, colores y edulcorantes, y aceites no saludables. También pueden contener más calorías que la propia comida, por lo que es esencial tener en cuenta lo que estás usando y lo que hay dentro de ella.

- **Kétchup (Salsa de tomate)**

El kétchup tiene cuatro gramos de azúcar y 190 miligramos de sodio por cucharada. Comer ocho cucharadas de kétchup le permitirá cubrir sus necesidades de sodio durante todo el día. Debido a que también es muy ácido, puede dañar el esmalte de sus dientes. Por suerte, hay versiones más saludables disponibles que son bajas en sodio, orgánicas, hechas con jugo de fruta en lugar de jarabe de maíz de alta fructosa.

- **Aderezo Ranchera O Mil Islas**

El aderezo ranchero es uno de los condimentos más insalubres que existen con una combinación de ingredientes artificiales y tiene un alto contenido calórico, con dos cucharadas que proporcionan 129 calorías. El aderezo Mil Islas tiene 111 calorías pero es más alto en azúcar con 4,6 gramos por dos cucharadas. Pruebe con pequeñas porciones o mejor aún utilice una alternativa de bajas calorías como la salsa o un aderezo para ensaladas hecho con ingredientes saludables y bajos en azúcar.

- **Margarina**

La margarina es difícil porque la mayoría de sus envases tienen varias declaraciones de salud, y se aprovechan de la creencia del público de que la mantequilla no es buena para ti. El producto está típicamente hecho con aceites vegetales no saludables, grasas trans, y tiene trazas de aceite saludable como el aceite de oliva, lo que permite a los anunciantes reclamar los beneficios de ese aceite saludable. La mayoría de las margarinas causan inflamación y daño cardíaco. Utilice grasas saludables como la mantequilla alimentada con hierba, el aceite de aguacate o el aceite de oliva extra virgen en su lugar.

- **Jarabe Para Panqueques**

El jarabe para panqueques es un alimento genéticamente modificado con jarabe de maíz de alto contenido de sodio y fructosa (HFCS), y por lo general está hecho exclusivamente de productos químicos producidos en laboratorios. Causa obesidad, enfermedades cardíacas y diabetes de tipo 2. Pruebe el jarabe de fruta, miel o jarabe de arce de verdad como una alternativa.

- **Salsa barbacoa**

La salsa barbacoa tiene mucha azúcar añadida, con dos cucharadas que contienen unos 12 a 17 gramos. También tiene de 45 a 70 calorías para una porción de dos cucharadas y de 200 a 350 miligramos de sodio; eso es alrededor del 14 por ciento de sus necesidades diarias.

- **Salsa Teriyaki**

La salsa teriyaki contiene salsa de soja, miel o azúcar, y sake o mirin (vino de arroz con menos alcohol y más azúcar). Sin embargo, la salsa teriyaki que comen los americanos es alta en sodio, con sólo dos cucharadas que proporcionan más del 60% de la ración diaria, y jarabe de maíz de alta fructosa. La salsa teriyaki causa inflamación y aumento de peso. Intenta hacer tu propia salsa teriyaki para que puedas usar sólo ingredientes de alta calidad.

- **Glutamato Mono sódico (MSG)**

El glutamato mono sódico (GMS) es un potenciador del sabor que se utiliza en la comida china, los condimentos, las verduras enlatadas, las sopas y los alimentos procesados. El GMS proviene del ácido glutámico, un aminoácido que se encuentra en el cuerpo y en la mayoría de los alimentos. Es un aditivo alimenticio muy popular porque es barato y es un poderoso potenciador del sabor. Se ha usado durante muchos años porque se considera seguro. Sin embargo, el cuerpo de algunas personas reacciona a él, y algunos de los síntomas incluyen:

o Inflamación
o Dolor de cabeza
o Aumento de peso
o Ruborización
o Sudor
o Escurrimiento nasal o congestión

o Latidos cardíacos rápidos y agitados (palpitaciones cardíacas)

o Depresión y cambios de humor
o Dolor en el pecho
o Malestar estomacal
o Fatiga
o Presión u opresión facial
o Adormecimiento, hormigueo o ardor en el cuerpo
o Debilidad
o Náuseas
o Urticaries

Debido a que el GMS puede ser problemático para algunas personas, la FDA requiere que los productos que lo contienen sean etiquetados. Sin embargo, debido a su bajo costo y sabor adictivo, las compañías de alimentos a menudo eluden algunos de los requisitos de etiquetado listando los ingredientes por separado.

Nombres ocultos para el GMS y el ácido glutámico libre:
Ingredientes que contienen ácido glutámico libre procesado:

- Ácido glutámico (E 620)2
- Glutamato mono sódico (E 621)
- Glutamato monopotásico (E 622)
- Glutamato de Calcio (E 623)
- Glutamato de monoamonio (E 624)
- Glutamato de Magnesio (E 625)
- Glutamato de sodio

- **Salsa De Queso**

La mayoría de las salsas de queso como la salsa de queso nacho contienen una colección de ingredientes hechos en laboratorio como glutamato mono sódico (MSG), aceite parcialmente hidrogenado, colores artificiales, y muy poco, si es que hay, queso lácteo. Los ingredientes de la salsa de queso están asociados con el aumento de peso y la inflamación. Intenta usar queso real sin adulterar o levadura nutricional como reemplazo.

- **Salsa Para Pasta**

Las salsas para pasta compradas en la tienda están llenas de ingredientes artificiales, azúcar, sal y grasa. Además, las salsas compradas no tienen mucha fibra, y nunca son tan nutritivas como las que se hacen en casa.

Los tomates enlatados son especialmente dañinos porque su acidez es tan alta que saca el bisfenol A (BPA) directamente a su contenido. Además, una porción de salsa para pasta contiene más de 35g de azúcar.

La conveniencia le está costando su salud. Lea los ingredientes en las botellas de salsa para pasta y compre salsas de mejor calidad. La salsa marinara normalmente tiene un mínimo de ingredientes para que puedas añadir los tuyos propios. O hacer tu propia salsa. Es rápida, asequible, fácil de hacer, y puede hacer una comida muy saludable.

- **Mayonesa**

La mayonesa es un condimento polarizante y uno de los más populares para los americanos. Es un alimento alto en grasas, sin fibra, y hecho principalmente de aceite y huevos.

La mayonesa contiene aceite, yema de huevo, jugo de limón o vinagre, y a menudo algo de mostaza. El ochenta por ciento de la mayonesa es aceite. El problema es que la mayoría de la mayonesa contiene aceites de baja calidad como el de soja o el de canola, que son altamente inflamables. Una cucharada sopera también contiene 100 calorías, por lo que es muy calórica.

Sin embargo, la mayonesa puede ser una opción saludable si se come con moderación y si se elige una mayonesa de mejor calidad, como la hecha con aceite de coco o de aguacate. Evite la mayonesa hecha con todos los demás tipos de grasas, así como la mayonesa baja en calorías, que es alta en azúcar y otros ingredientes artificiales para compensar la pérdida de sabor debido a la disminución del sabor del aceite.

67. Pida Todos los Condimentos a un Lado

Un condimento es una preparación, salsa o especia que se añade a la comida para dar un sabor específico, realzar el carácter o complementar el plato.

Los condimentos a veces tienen más calorías que el propio plato y a menudo están llenos de grasa, calorías vacías, azúcar e ingredientes artificiales. Al pedir la salsa o el aderezo a un lado, se tiene más control sobre la cantidad que se come y se pueden ahorrar fácilmente unos pocos cientos de calorías. Haciendo esta petición rutinariamente, podrías desarrollar un hábito saludable para reducir las calorías de las comidas.

68. Escoge la salsa roja sobre la blanca

Las salsas blancas están cargadas de crema, mantequilla, queso y aceites inflamables. Mientras que las salsas rojas están hechas de tomate, verduras, y a menudo tienen menos calorías y azúcar en comparación con las salsas blancas. La salsa roja también es mucho más alta en vitaminas y minerales saludables. Por otro lado, la salsa blanca tiene mucho calcio y proteínas pero es alta en colesterol y grasas saturadas. La salsa roja es una alternativa más saludable que la salsa blanca.

69. Aprenda sobre el azúcar para poder evitarla

El azúcar, como la grasa, da sabor a la comida, por lo que es uno de los aditivos más comúnmente añadidos a los alimentos procesados. Debido a que los productores de alimentos saben que la gente está tratando activamente de evitar el azúcar, utilizan varios tipos diferentes de azúcar para poder esconder la cantidad añadida a los alimentos. El azúcar puede no ser uno de los tres primeros ingredientes de la lista, pero la comida puede tener un alto contenido de azúcar. Uno de los trucos más comunes es añadir varios tipos de azúcares al mismo producto. Permitiéndoles tener todos los azúcares listados más abajo en la lista de ingredientes, pero aun así puede tener altas cantidades de azúcar en el alimento. Por lo tanto, si lees la lista de ingredientes, puedes pensar que el producto tiene poca azúcar, porque no ves los azúcares que aparecen en la parte superior de la lista. A los fabricantes de alimentos les gusta el azúcar porque es adictivo, y si pueden hacer que te vuelvas adicto a sus productos, entonces vas a comprar más y ayudar a producir más beneficios para la empresa.

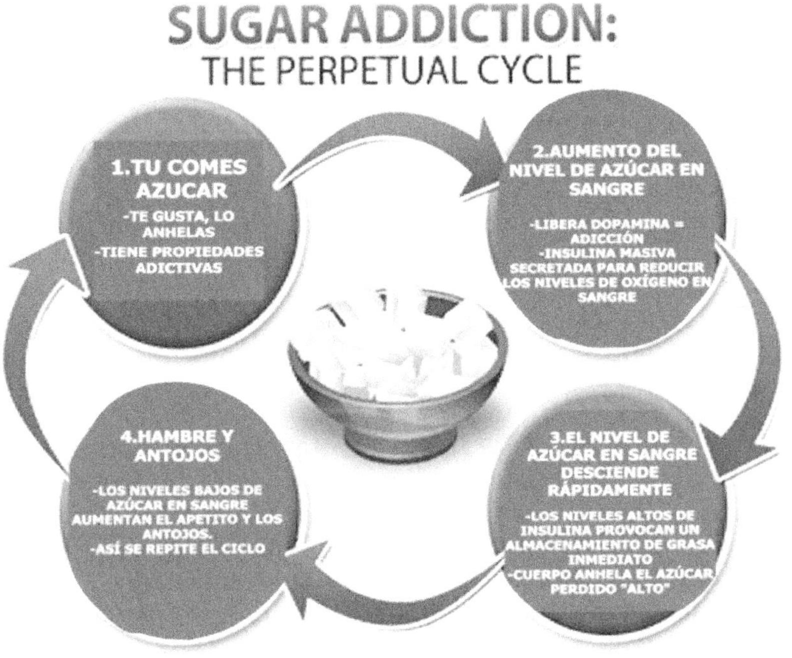

Los Edulcorantes Más Utilizados

Tipos de azúcar: jugo de caña evaporado, azúcar de remolacha, azúcar de caña, azúcar moreno, azúcar con mantequilla, azúcar dorado, azúcar molido, azúcar de raspadura, azúcar de coco, azúcar de dátil, azúcar invertido, azúcar muscovado, azúcar de confitería y azúcar crudo orgánico.

Tipos de jarabe: jarabe de maíz de alta fructosa (uno de los peores azúcares del mercado), jarabe de arroz, jarabe de algarrobo, jarabe de arce, jarabe dorado, néctar de agave, jarabe de malta, miel, jarabe de avena y jarabe de salvado de arroz.

Otros azúcares: glucosa, malta de cebada, maltosa, melaza, cristales de jugo de caña, lactosa, edulcorante de maíz, fructosa cristalina, etilmalta, dextrano, polvo de malta, fructosa, malto dextrina, concentrado de jugo de frutas, galactosa, disacáridos y docenas más.

Hay muchos tipos de azúcares procesados disponibles, y tienen muchos nombres, por lo que es posible que no los reconozcas a todos. La forma más fácil de evitarlos es no comer alimentos procesados y comer alimentos enteros en su lugar.

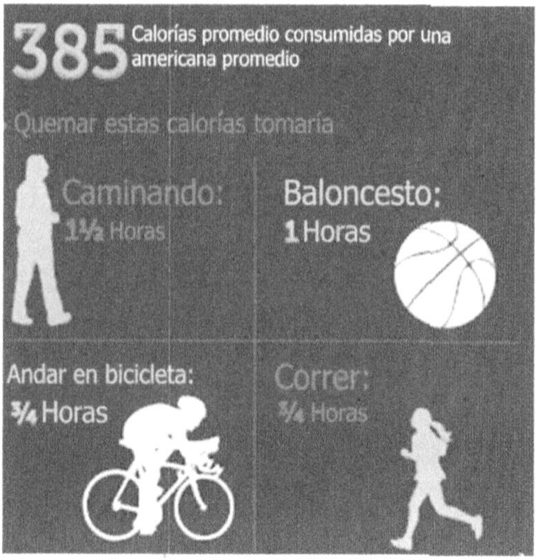

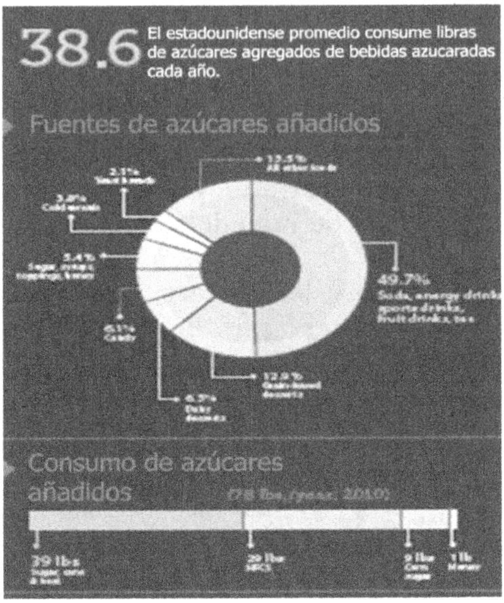

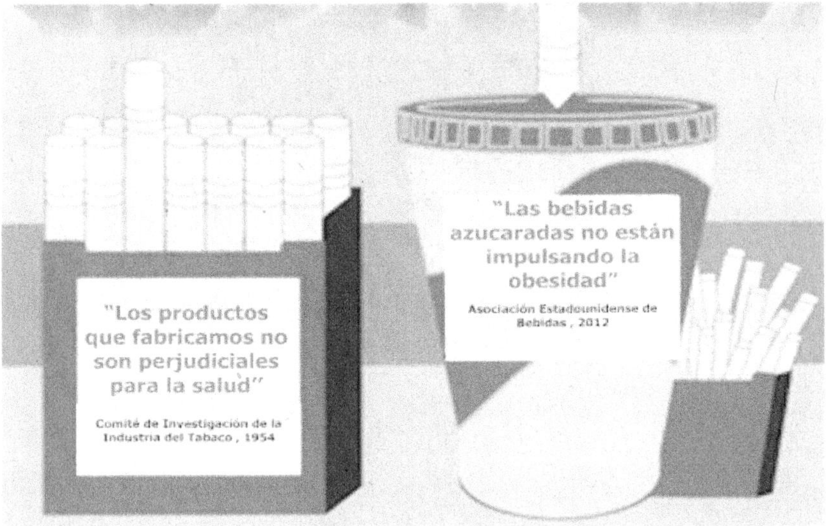

Comer azúcar puede afectar negativamente a la hormona leptina haciendo que tu cuerpo sea resistente a sus efectos saciantes. En consecuencia, su capacidad de llenarse después de comer una comida azucarada disminuye debido a la resistencia a la leptina. Esto significa que tu cuerpo la produce, pero el cerebro no responde a ella, por lo que sigues comiendo. El ciclo que se desarrolla después de comer azúcar es una de las principales razones por las que causa el aumento de peso.

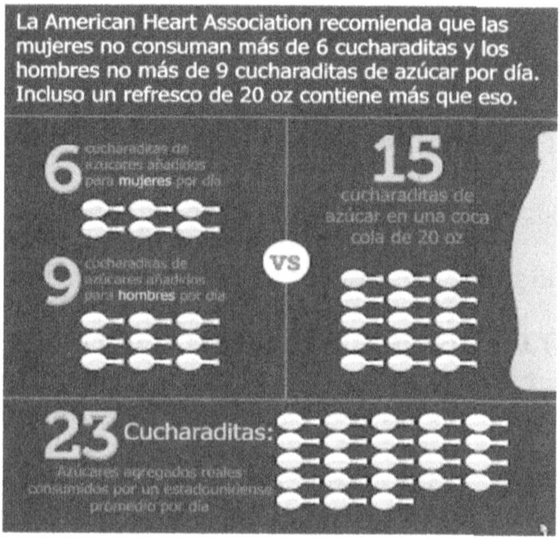

70. Evitar los Edulcorantes Artificiales

Los edulcorantes artificiales ofrecen un sabor dulce y sin calorías. Por eso la gente se siente atraída a beber un refresco sin azúcar en vez de un refresco azucarado con 150 calorías. Los edulcorantes artificiales más comunes son la sucralosa, la sacarina, el aspartamo, el acesulfamo y el neotame.

Una de las preocupaciones es que las personas que utilizan edulcorantes artificiales a veces comen más de otros alimentos porque piensan que comieron menos al utilizarlos.

Los edulcorantes artificiales pueden alterar la forma en que probamos los alimentos al estimular en exceso nuestros receptores del gusto, ya que los edulcorantes no nutritivos pueden ser hasta 600 veces más dulces que otros azúcares. Pueden dañar los receptores de azúcar debido a la frecuente sobre estimulación y pueden limitar la tolerancia a gustos más sofisticados, lo que hace que las personas que utilizan edulcorantes artificiales encuentren alimentos menos intensamente dulces, como la fruta, menos apetecibles, y alimentos no dulces, como las verduras, poco apetecibles. Los edulcorantes sintéticos pueden hacer que se eviten los alimentos sanos y que se antoje más alimentos con sabor artificial y menos valor nutritivo.

Los edulcorantes artificiales también pueden impedirnos asociar el dulzor con la ingesta de calorías. Así que terminamos queriendo más dulces, eligiendo alimentos dulces en lugar de alimentos nutritivos, y ganando peso. Las personas que consumen edulcorantes artificiales tienen el doble de probabilidades de tener sobrepeso que las personas que no los usan. Los estudios en animales también muestran que los edulcorantes artificiales pueden ser el doble de adictivos que la cocaína. Algunos edulcorantes sintéticos también pueden aumentar el riesgo de desequilibrios endocrinos u hormonales y de cáncer.

Si se le antoja algo dulce, pruebe con alimentos que contengan azúcar de forma natural, como la fruta. Las frutas son altas en fibra, llenas de nutrientes y bajas en carga glicémica.

71. Disminuir la ingesta de sal

Las personas que comen más sal ganan más peso por varias razones. En primer lugar, el consumo de sal aumenta la cantidad de sodio en el torrente sanguíneo. El exceso de sal altera el equilibrio de sodio necesario que debe haber en el torrente sanguíneo y reduce la capacidad de los riñones para eliminar el agua. El exceso de líquido retenido por el cuerpo aumenta la presión arterial y el peso debido al agua adicional y a la tensión adicional en los delicados vasos sanguíneos que conducen a los riñones.

Además, los alimentos que tienden a ser más salados también son más calóricos, como las patatas fritas, los tentempiés, las frituras, la comida rápida, las carnes procesadas y las comidas de restaurante. El pan es la fuente número uno de sodio en la dieta occidental. Todos estos alimentos son altos en sodio, carbohidratos, altamente procesados, químicos, y notoriamente fáciles de comer en exceso.

Nuestros cerebros y cuerpos están diseñados para anhelar la sal porque es necesaria para la supervivencia. A lo largo de la historia de la humanidad, encontrar sal fue difícil, así que disfrutar de la sal fue un mecanismo de supervivencia. Sin embargo, hoy en día, el americano medio come sal en exceso, y cuanto más consume, más adictivo se vuelve.

Los restaurantes y los productores de alimentos procesados utilizan la sal para atraer y retener a los clientes, cargando sus alimentos con sal y utilizando sus propiedades adictivas para mantener a los clientes. El consumo de alimentos con alto contenido de sal aumenta el riesgo de obesidad en un 25%. Intente usar especias que estimulan el metabolismo como jengibre, chiles, cúrcuma, cayena, canela y mostaza.

72. Ajo

Los ingredientes activos del ajo son la alicina, el ajoeno, los sulfuros de alilo y las vinilititas. El ajo también es rico en vitaminas B6 y C, fibra, calcio, proteínas y manganeso. Añadir ajo a las recetas es una forma fácil de aumentar los niveles de energía, incrementar el metabolismo, quemar la grasa de manera eficiente y desintoxicar el cuerpo. Estas cualidades se combinan para aumentar la termogénesis de su cuerpo, suprimir su apetito y mantenerlo lleno por más tiempo, evitando así que coma en exceso. Añade 1-2 cucharaditas de ajo a tu comida al día para obtener resultados óptimos.

73. Jengibre

El jengibre contiene sustancias químicas llamadas shogaols y gingerols. Los gingeroles ayudan a que los alimentos se digieran más rápido, disminuyen la inflamación, estabilizan los niveles de azúcar en la sangre y aumentan la pérdida de peso. El jengibre hace que te sientas lleno, reduciendo el hambre y aumentando la termogénesis, que quema más calorías.

Las propiedades antioxidantes del jengibre ayudan a prevenir los daños causados por los radicales libres que causan daños cardiovasculares por el sobrepeso. Beba una taza al día de té de jengibre o añada una cucharadita de jengibre rallado a las comidas cada día para obtener beneficios óptimos.

74. Pimienta Negra

La pimienta negra contiene vitaminas A, C y K, minerales, ácidos grasos y funciona como un estimulante metabólico natural. La pimienta también contiene un compuesto llamado piperina, que tiene propiedades de quema de grasas y reducción de lípidos que ayudan a perder peso. La pimienta tiene un efecto termogénico que aumenta la tasa metabólica, por lo que se queman calorías horas después de comer. Este efecto termogénico evita la formación de nuevas células de grasa, suprime la acumulación de grasa, aumenta la saciedad y ayuda a perder peso. Añadir 1-2 granos de pimienta a cada comida es suficiente para acelerar su metabolismo.

75. Reaprovisionar con Especias

En lugar de usar aderezos grasos y salsas azucaradas, pruebe más a menudo las especias saludables. Los saborizantes comerciales tienen químicos que dañan el sistema endocrino, agregan calorías innecesarias a la comida y causan aumento de peso. Las especias son antiinflamatorias, aumentan el metabolismo, mejoran la quema de grasas y promueven la sensación de plenitud. Llenar su despensa con especias es una manera fácil y sin esfuerzo de reducir las calorías y aumentar la pérdida de peso.

76. Azafrán

El azafrán se utiliza para tratar enfermedades de la piel, problemas respiratorios, mala visión, dolor, enfermedades mentales, disfunción eréctil, infecciones y problemas ginecológicos. Se necesitan unas 70.000 flores de azafrán o 200.000 estigmas secos que se cosechan a mano, para producir una libra de azafrán. Debido al cultivo, la cosecha y la manipulación, el azafrán puede costar alrededor de 260 dólares la onza en los EE.UU. y es la especia más cara del mundo.

El azafrán contiene más de 150 sustancias químicas, pero las más estudiadas son la cocetina y la crocina, la picrocrocina y el azafrán, que le dan al azafrán su color y su olor. Todos estos compuestos son antioxidantes fuertes, y causan muchos de los beneficios del azafrán.

El azafrán es útil en el tratamiento de la depresión y la ansiedad. Los estudios demuestran que la crocina, el ingrediente activo del azafrán, es mejor para tratar la depresión que el Prozac, el Zoloft y la Celexa, los antidepresivos más utilizados. También aumenta el estado de ánimo de la persona, lo que ayuda a reducir la cantidad de bocadillos.

El azafrán es eficaz para controlar la alimentación compulsiva al aumentar los niveles cerebrales de serotonina, lo que ayuda a prevenir la sobrealimentación compulsiva y el aumento de peso asociado. Tan sólo 1,5 gramos de azafrán al día pueden inhibir el aumento de peso, bloquear la digestión de las grasas, actuar como antioxidante, reducir la inflamación, suprimir la ingesta de alimentos aumentando la saciedad y mejorar el metabolismo de la glucosa y los lípidos.

77. Canela

La canela tiene múltiples ingredientes activos, incluyendo el cinamaldehído, el eugenol, el mucílago, los taninos, los carotenoides y los fenólicos. La canela estimula el metabolismo porque requiere más energía para ser digerida que otros alimentos. Estos ingredientes ayudan a estimular el metabolismo, quemar grasa, disminuir el peso y reducir la grasa depositada en el área abdominal. La canela también ayuda a reducir la absorción de alimentos grasos y de altas calorías,

La canela aumenta la sensibilidad a la insulina y reduce el nivel de azúcar en la sangre, ambos importantes para controlar la diabetes tipo 2 y las enfermedades del corazón.

Añade una cucharadita a una comida grasosa o un vaso de agua tibia, medio limón de jugo y miel para dar sabor.

78. Omita la Sal Marina

La sal marina se ha vuelto muy popular y a menudo cuesta más que la sal de mesa, aunque su contenido nutricional es similar a la sal de mesa. La sal de mesa, por otro lado, tiene una ventaja si la consumes yodada. Su glândula tiroides usa yodo para producir hormonas tiroideas que ayudan a controlar el crecimiento, reparar las células dañadas y mantener un metabolismo y un peso saludables.

Tener deficiencia de yodo puede causar problemas relacionados con el embarazo, hinchazón en el cuello, dificultades de aprendizaje y aumento de peso. Sus síntomas son similares a los del hipotiroidismo u hormonas tiroideas bajas. La deficiencia de yodo no es común en los Estados Unidos, pero un tercio de la población mundial tiene deficiencia. Cocinar con sal yodada es suficiente para satisfacer sus necesidades.

79. Hojas de curry

Beber té hecho de hojas de curry puede proporcionar múltiples beneficios para la salud, entre ellos: reducir el colesterol, regular el azúcar en la sangre, acelerar el metabolismo, mejorar la digestión, la desintoxicación y la pérdida de peso.

Hervir diez hojas de curry en agua durante cinco minutos, colar el té para eliminar las hojas y darle sabor con miel y jugo de limón. Beber por las mañanas con el estómago vacío.

F. Grasas

80. Comer Más Grasas

La grasa dietética proporciona nutrientes y ayuda a la pérdida de peso. Las grasas saludables ayudan a sentirse satisfecho, dan sabor a la comida, queman la grasa, equilibran los niveles hormonales, disminuyen la inflamación, aumentan el rendimiento cognitivo y son buenas para la salud. Los aceites de oliva, coco, aguacate y nuez, la mantequilla y la mantequilla de nueces y semillas (mantequilla de almendra, mantequilla de maní y tahina) pueden ayudarle a adelgazar. Para una pérdida de peso óptima, incluya algunas grasas saludables con cada comida y bocadillo. Por ejemplo, añada frutos secos y aceites a las ensaladas, mantequilla de frutos secos a las frutas, un aguacate fresco como acompañamiento de su carne y mayonesa a base de aceite de coco a los sándwiches.

81. Aceite de Aguacate

La mayoría de los aceites de cocina están hechos de frutas y verduras, mientras que el aceite de aguacate proviene de la pulpa de la fruta en lugar de las semillas.

Eso significa que puedes comer muchas de las vitaminas, minerales y otros nutrientes del aguacate de forma concentrada. Es casi como comer un aguacate.

El aceite de aguacate tiene un alto punto de humo, lo que le permite cocinar con él a alta temperatura mientras preserva los minerales esenciales, las vitaminas y otros nutrientes. El aceite de aguacate mejora los problemas de las articulaciones, la digestión, la visión, disminuye el colesterol, combate el cáncer y disminuye el envejecimiento. También es excelente para la ensalada. Usar tres cucharadas de aceite de aguacate diariamente puede ayudarte a perder el dos por ciento de la grasa de tu vientre en un mes.

82. Aceite de Coco

El aceite de coco es un tipo de ácido graso llamado "triglicérido de cadena media". Funciona para disminuir la acumulación de grasa corporal y funciona como supresor del apetito. Esto tiene un efecto significativo en el aumento del metabolismo, la reducción del hambre, el aumento del colesterol HDL (el "bueno") y la ayuda para perder peso. Los estudios muestran que dos cucharadas (30 ml) al día son suficientes para obtener los beneficios de salud deseados. Utilice aceite de coco en lugar de otros aceites de cocina, y añada al café o al té.

83. Aceite MCT

El aceite de triglicéridos de cadena media (MCT) se extrae del aceite de coco o de palma. Los MCT hechos de coco son de mejor calidad y mejor para el medio ambiente ya que el aceite de palma se cultiva en tierras de selva tropical despejadas. Las moléculas de MCT son más pequeñas que los triglicéridos de cadena larga

(LCT), que son los triglicéridos de la mayoría de las grasas que se consumen, lo que las hace más fáciles de digerir. Los MCT son fáciles de absorber en el torrente sanguíneo, donde se convierten rápidamente en energía que puede utilizar. El aceite de MCT se separa del aceite de coco o de palma y se concentra a través de un proceso llamado fraccionamiento. Los estudios muestran que el MCT puede ser útil para la pérdida de peso, el control del apetito, la energía extra para el ejercicio y la disminución de la inflamación. El aceite de MCT prácticamente no tiene sabor ni olor, por lo que puede ser mezclado en alimentos o bebidas sin afectar el sabor.

Tomar una cucharadita de aceite MCT antes de acostarse todas las noches ayuda a prevenir los picos de insulina y a mantener los niveles de azúcar en la sangre. Las grasas en el aceite MCT se convierten en cetonas, que su cerebro usa inmediatamente para aumentar el rendimiento mental al día siguiente, mejorar la calidad del sueño y aumentar la quema de grasa mientras duerme.

84. Aceite de Oliva Virgen Extra

Como se mencionó anteriormente, los aceites vegetales (aceites de canola, maíz o soja) tienen un alto contenido en ácidos grasos omega-6 inflamatorios, que pueden llevar al cuerpo a un estado de inflamación crónica, causando aumento de peso y problemas de la piel. El aceite de oliva virgen extra prensado en frío es rico en polifenoles, que reducen la presión arterial, y en ácido oleico, que reduce el apetito y favorece la pérdida de peso. Aunque el aceite de oliva tiene un punto de humo moderado y puede soportar ser utilizado para cocinar, es mejor servirlo frío sobre las ensaladas o como salsa para el pan.

Los aceites poliinsaturados deben consumirse diariamente para asegurar la producción regular de eicosanoides. Los eicosanoides son una poderosa hormona que controla cada célula, órgano y sistema de nuestro cuerpo. Estas hormonas controlan el aumento o la inhibición de la inflamación, la alergia, la fiebre y otras respuestas inmunológicas, regulando el parto normal, contribuyendo a la percepción del dolor, regulando el crecimiento celular, controlando la presión arterial, el peso y modulando la sangre al flujo regional de los tejidos.

G. Bebidas

85. Temperatura de las Bebidas

Bebe a temperatura ambiente o agua tibia, no agua fría. Su temperatura central es de 98,6 grados Fahrenheit, mientras que su refrigerador es de 35 grados. Cuando bebes algo que tiene una diferencia de 60 grados, tu cuerpo retrasará la digestión para calentar el agua fría. No es hasta que calienta esta agua que vuelve a absorber los nutrientes y a quemar la grasa.

86. Jugo de Arándanos

El jugo de arándano sin endulzar tiene un bajo índice glicémico y es un sustituto de bajas calorías para otras bebidas. También es rico en antioxidantes que ayudan a eliminar las toxinas del cuerpo, a combatir las infecciones, a mejorar el metabolismo y a reducir el peso. Los estudios muestran que beber un vaso al día de jugo de arándano puede ayudar a reducir el índice de masa corporal.

87. Perejil y Jugo de Limón

Los estudios muestran que la combinación de perejil y jugo de limón puede ayudar a la pérdida de peso. Mientras que el jugo de limón es un desintoxicante, cuando se combina con el perejil, pueden acelerar la pérdida de peso y ayudar a perder la grasa del vientre.

El perejil contiene vitaminas A, B, C y K, así como minerales como el hierro y el potasio. El perejil también ayuda a mantener los niveles de azúcar en la sangre, es un diurético natural, elimina las toxinas y es un diurético. La clorofila y las enzimas mejoran la digestión y promueven la pérdida de peso. El jugo de limón, hidrata, mejora la digestión y ayuda a mantener el pH del cuerpo.

El perejil y el zumo de limón tienen un alto contenido en vitamina C, que ayuda a la digestión y a la oxidación de las grasas para la pérdida de peso. Bebe todas las mañanas durante cinco días y luego otra vez después de un descanso de 10 días. Puede repetir tantas veces como desee, ya que tanto el limón como el perejil son buenos para su salud en general.

88. Agua de Limón y Miel

La combinación de jugo de limón y miel tiene múltiples beneficios para la salud, incluyendo la pérdida de peso. La vitamina C del limón ayuda a oxidar la grasa y la miel reduce los niveles de lípidos. La miel tiene numerosas propiedades curativas.

Es antibacteriana, antiinflamatoria y puede curar heridas como las úlceras diabéticas, y reduce la tos.

Un limón tiene un día entero de vitamina C, un nutriente que reduce los niveles de cortisol, una hormona del estrés que desencadena el hambre y el almacenamiento de grasas. Además, los limones contienen polifenoles, que previenen la acumulación de grasa y el aumento de peso. La cáscara de limón tiene pectina, una fibra soluble que te llena por más tiempo. Cuando sea posible, agregue limones enteros mezclados a sus batidos caseros u otras bebidas. Los limones contienen nutrientes y compuestos que reducen el riesgo de enfermedades crónicas como enfermedades cardíacas, cáncer de esófago, diabetes y ayudan a prevenir los cálculos renales.

A primera hora de la mañana, con el estómago vacío, mezcle una cucharadita de miel y el jugo de un limón en un vaso de agua tibia y beba.

Beber agua de miel y limón puede ayudarle a perder peso, aumentando su metabolismo y haciéndole sentir más lleno. Beber agua con miel y limón antes de las comidas ayudará a reducir la ingesta de calorías.

89. Café

Si bebes café descafeinado, te pierdes una forma sencilla de aumentar tu quemadura metabólica temporalmente. La cafeína estimula tu sistema nervioso central y puede aumentar tu metabolismo en un 15% hasta 3 horas. Una taza de café tiene 95 miligramos de cafeína y puede aumentar su termogénesis hasta un 6%. La cafeína también tiene otros beneficios para la salud, como la reducción del riesgo de enfermedades cardiovasculares, diabetes y deterioro cognitivo; la disminución del riesgo de muerte prematura y el aumento de la energía (especialmente a medida que envejece). Siempre y cuando no tenga ansiedad, reflujo ácido, enfermedades cardíacas u otros problemas de salud que se ven exacerbados por la cafeína, entonces añada la cafeína a su dieta.

Si toma café y tiene el colesterol alto, use un filtro de papel. El café sin filtrar (prensa francesa) contiene cafestol, la sustancia más potente que se conoce para elevar el colesterol. Beber cuatro tazas de ocho onzas de café de prensa francesa todos los días durante cuatro semanas podría aumentar su colesterol en un 8 por ciento. Los filtros de papel son los más efectivos para eliminar el cafestol, las opciones de una sola porción, como los Keurig K-Cups, ya los tienen incorporados.

Evite las cremas. Dos cucharadas de crema espesa añaden 100 calorías a su taza de café. Si bebe dos tazas de café al día, no añadir crema a su café puede hacer que pierda 10 libras en menos de seis meses.

90. Bebidas Dulces De Café

La cafeína en el café negro normal puede estimular el metabolismo y aumentar la quema de grasas. Las bebidas de café endulzado son muy altas en calorías (la misma cantidad de calorías que una comida), contienen más azúcar que los refrescos, están cargadas de ingredientes artificiales y engordan. Aunque contienen cafeína, la crema artificial y el azúcar superan los beneficios. Añadir pequeñas cantidades de crema o leche está bien. Sólo evita añadir azúcar (sustituto del azúcar bajo en calorías o azúcar real), cremas altas en calorías u otros ingredientes poco saludables. Beber uno de estos cafés con una comida sería como comer dos comidas a la vez, lo que puede aumentar rápidamente su peso.

91. Té De Menta

El té de menta ayuda a perder peso, reduce la acidez estomacal, hace que tu piel brille, induce al sueño y te hace sentir lleno. Es excelente para estimular el metabolismo, disminuir la acidez, eliminar el acné cuando se aplica a la piel, ayuda a perder peso, suprime el apetito y aumenta el flujo de bilis, lo que ayuda a mejorar la digestión de las grasas. El método más común es mezclar un puñado de menta en un vaso de agua tibia con jugo de limón y una cucharadita de miel.

92. Té De Canela

Beber té de canela disminuye el azúcar en la sangre debido al efecto de la canela en la glucosa de la sangre. El té de canela tiene múltiples beneficios para la salud. Estimula el metabolismo, mantiene bajo control el nivel de colesterol y de azúcar en la sangre y es antiinflamatorio para ayudar a prevenir la hinchazón. También ayuda a la digestión, lo que también ayuda a controlar el peso. Hay varias maneras de preparar el té de canela. El método más común es mezclar una cucharadita de canela en un vaso de agua tibia con jugo de limón y una cucharadita de miel.

93. Té Verde

Los estudios muestran que beber 2 y 3 tazas de té verde a lo largo del día le ayudará a perder alrededor de una libra al mes o 100 calorías durante 24 horas, incluso si sigue su dieta habitual.

El té verde es rico en epigalocatequina y ácido gálico (EGCG), un tipo de catequina y cafeína; ambos juegan un papel importante en la pérdida de peso. El EGCG es un potente antioxidante, y la cafeína quema calorías. Aunque no es tan efectivo como una taza de té verde, tomar extracto de té verde (50 mg de cafeína y 90 mg de EGCG) con cada comida quema un 4% más de calorías durante 24 horas.

94. Té Oolong

El té Oolong combina algunas de las buenas cualidades de los tés negros y verdes. Está hecho de las hojas de las mismas plantas que se usan para hacer té verde y negro. La diferencia está en el tiempo que se permite que las hojas se oxiden. Todas las hojas de té contienen enzimas que las oxidan. Al té verde se le permite oxidarse muy poco, luego al té oolong, y luego al té negro, que es un té verde al que se le permite oxidarse hasta que se vuelve negro.

El té oolong tiene antioxidantes conocidos como polifenoles del té (theaflavinas, thearubiginas y EGCG). También es rico en teanina, un aminoácido responsable del efecto calmante del té.

El té Oolong acelera el metabolismo, mejora la movilización de las grasas, previene el crecimiento de las células grasas, ayuda a promover la pérdida de peso y construye la inmunidad ya que está cargado con más antioxidantes que el té verde. Para obtener beneficios óptimos, beba el té oolong tres veces al día.

95. Té Blanco

El té blanco tiene un alto contenido de cafeína, antioxidantes y catequinas como el EGCG. Estos compuestos trabajan sinérgicamente para quemar la grasa y estimular el metabolismo. El té blanco se produce a partir de la misma planta que el té verde, el oolong y el té negro, pero se procesa menos, lo que lo hace más rico en antioxidantes y le da un sabor único. El té blanco reduce el riesgo de enfermedades cardíacas, las enfermedades de Alzheimer y Parkinson, la diabetes, la inflamación, el envejecimiento de la piel, el cáncer de colon, la osteoporosis y ayuda a perder peso.

El té blanco tiene un antioxidante de origen vegetal llamado polifenoles. Los antioxidantes protegen a las células del daño que causan al cuerpo los radicales libres. Los polifenoles como los que se encuentran en el té blanco ayudan a reducir el riesgo de enfermedades cardíacas, aumentan la inmunidad, queman la grasa y estimulan el metabolismo en un 4-5% adicional (quemando 70-100 calorías adicionales por día).

El té blanco también tiene flúor, catequinas y taninos. Esta combinación de compuestos ayuda a fortalecer los dientes, a combatir las bacterias y el azúcar, y a prevenir las caries. Además, el té blanco reduce el riesgo de resistencia a la insulina y mejora el control del azúcar en la sangre para una mayor pérdida de peso. Dos o tres tazas de té blanco al día le darán los efectos de salud deseados.

96. Té Pu-erh

El té Pu-erh es un tipo de té negro fermentado. Proviene de las mismas hojas de té que se usan para el té verde, oolong y negro. Los estudios demuestran que el té pu-erh puede reducir el azúcar en la sangre, los triglicéridos en la sangre, suprimir el apetito y aumentar la pérdida de peso. Beber 2-3 tazas al día puede ayudar a perder aproximadamente 0.7 libras al mes.

97. Té de hierbas

Los tés de hierbas son una mezcla de hierbas, especias o fruta en agua caliente. Se diferencian de otros tés porque no suelen contener cafeína ni las tradicionales hojas de té. Los tés de hierbas más comunes incluyen el té de rooibos, el té de jengibre, el té de hibisco y el té de rosa mosqueta. Los tés de hierbas tienen antioxidantes, ayudan a sentirse saciado, queman grasa, controlan el azúcar en la sangre, promueven la pérdida de peso, aumentan el metabolismo de la grasa y ayudan a bloquear la formación de células de grasa. Bebe 2-3 tazas al día para conseguir los beneficios mencionados.

98. Cocinar con té

Si no te gusta el té o quieres más de sus propiedades quema-grasas en tu dieta, prueba a usarlo para cocinar. Cuando hagas sopa de verduras, frijoles, arroz, avena, o cualquier otro plato que requiera agua, usa té preparado en tus recetas.

99. Bebidas Azucaradas

Una de las formas más fáciles de reducir las calorías es limitar los productos que tienen azúcar añadida. Las bebidas azucaradas, como los cafés azucarados, los tés helados y los refrescos son algunos de los alimentos más insalubres que se han creado. No sólo provocan un aumento significativo de peso, sino que pueden causar múltiples efectos adversos para la salud incluso en cantidades bajas. El peligro de los refrescos es que aunque tienen muchas calorías, el cerebro no los registra como alimentos sólidos. Así que puedes beber una comida completa de calorías y aun así no sentirte lleno. El azúcar en forma líquida (una lata de refresco tiene alrededor de 9,5 cucharaditas de azúcar por cada 12 onzas) no te hará sentirte lleno, así que seguirás comiendo. En su lugar, terminas añadiendo las calorías de tu bebida encima de lo que comes. Las bebidas azucaradas también promueven el almacenamiento de grasa en la parte media de la espalda. Si no puede eliminarlas de su dieta, entonces consuma porciones más pequeñas.

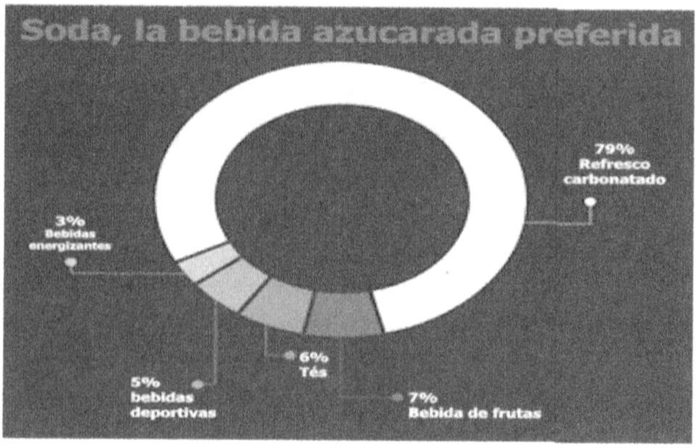

100. Alternativas De Bebidas Azucaradas

El consumo regular de bebidas azucaradas y endulzadas artificialmente está relacionado con el aumento de la grasa corporal. Un vaso de agua con jengibre, limón, hierbas o fruta ayudará a frenar los antojos de bebidas azucaradas y a mantenerte hidratado.

Otras alternativas a los refrescos son el agua con menta fresca, jengibre, bayas, pepino, lima o limón. Los tés de hierbas, verdes y negros son otra opción y tienen beneficios adicionales para la salud. El agua de Seltz sin azúcar o el agua carbonatada con sabor es especialmente eficaz porque llena el estómago con gas y hace que se sienta lleno. Recortar las calorías de las bebidas líquidas le ayudará a perder más peso que si corta los alimentos sólidos.

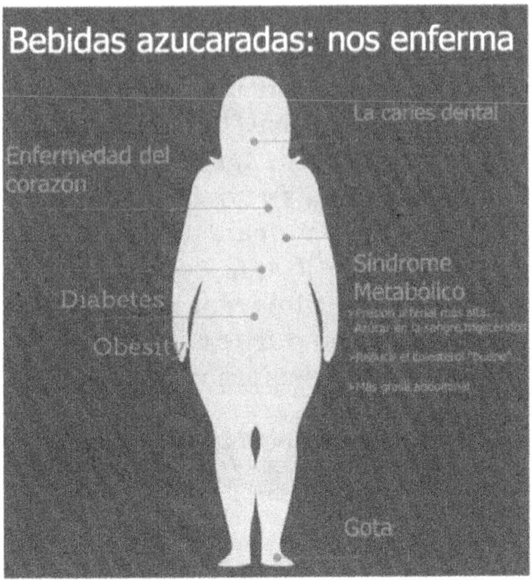

101. Mezclas Versus Jugos

El jugo de frutas y verduras elimina toda la fibra, dejando sólo el líquido. La mezcla mantiene toda la pulpa y la fibra del producto. Hacer jugo tiene la ventaja de concentrar las vitaminas y los nutrientes y facilitar la absorción de los mismos. Sin embargo, algunos jugos tienen más azúcar que los refrescos, y se pierde una valiosa fibra. La fibra es vital para una digestión saludable, el control de peso, la disminución del riesgo de enfermedades cardíacas y el control del azúcar en la sangre.

Si le gusta el jugo, trate de mezclar sus frutas y verduras con agua. La mezcla mantiene toda la fibra para la digestión, mejora el control de peso, retiene todos los nutrientes (no tan concentrados como el jugo) y contiene múltiples compuestos de Fito nutrientes. Aunque la pulpa de las bebidas mezcladas puede ser poco apetitosa para algunos, usted consumirá mucho menos y se mantendrá lleno por más tiempo, lo que conduce a una pérdida de peso más significativa.

102. Añadir Fibra a las Bebidas

La fibra ayuda a disminuir el apetito, y al suprimir el apetito, es más probable que se reduzca la ingesta de calorías, lo que puede ayudar a perder peso.

Cuando haga batidos caseros, añada trozos de fruta, avena, germen de trigo o linaza molida. Añadir fibra a tus bebidas y comidas contrarrestará la tendencia de tu cuerpo a almacenar grasa alrededor de la sección media. Se ha demostrado que los granos enteros y las fibras reducen el índice de masa corporal.

103. Olvidarse de Beber Agua Durante Largos Períodos de Tiempo

No beber agua durante largos períodos de tiempo durante el día puede causar un aumento de peso.

El metabolismo es la suma de todas las funciones corporales que utilizan energía: pensamiento, digestión, contracción muscular, eliminación de residuos corporales, etc. El agua juega un papel en todas las funciones del cuerpo. Cuando estás deshidratado, todos esos procesos funcionarán de una manera menos eficiente, lo que podría ralentizar tu metabolismo. Una excelente manera de recordar que hay que beber suficiente agua cada día es utilizar un recordatorio visual, como mantener cerca una botella reutilizable para recordarle que debe seguir bebiendo.

Beber medio litro (17 onzas) de agua aproximadamente 30 minutos antes de una comida puede ayudarle a comer menos y a perder peso. En un período de 12 semanas, puede perder un 44% más de peso en comparación con las personas que no beben agua antes de una comida. Si reemplazas las bebidas azucaradas por agua, experimentarás un efecto aún mayor.

La deshidratación puede hacerte pensar que tienes hambre. Para prevenir esto, beba al menos ocho onzas de agua cada hora. El cuerpo anhela los dulces cuando le falta agua.

104. Aumentar el Consumo de Agua

Beber ocho vasos de agua al día es la recomendación general. Sin embargo, una cantidad más precisa depende de su peso, nivel de actividad y el entorno en el que vive. Para una salud óptima, beba entre media onza y una onza de agua por cada libra de peso corporal todos los días. Por ejemplo, si pesa 200 libras, debe beber entre 100-200 onzas (12,5-25 vasos) de agua al día. Si hace ejercicio con regularidad o vive en un clima cálido, estará en el extremo superior de esa recomendación; si vives en un clima más frío y mayormente sedentario, necesitarás mucho menos.

Para ayudar con la digestión y disminuir el hambre, beba un vaso de agua 30 minutos antes. Espere al menos una hora después de la comida para beber agua y permitir que el cuerpo absorba los nutrientes.

El sesenta por ciento de las veces que creemos que tenemos hambre, en realidad tenemos sed y respondemos inadecuadamente a la sed comiendo en lugar de beber. La misma parte del cerebro controla el hambre y la sed, y a veces mezcla las señales. Mantener una botella de agua alrededor te ayudará a responder a la sed correctamente.

Mantenerse bien hidratado ayuda a que el cuerpo deje de retener agua, lo que hace que se pierdan kilos de peso extra de agua. Beber agua antes de una comida, aproximadamente 500 ml (un poco más de 2 tazas) treinta minutos antes de una comida, le hará comer un 13% menos de calorías por comida. Las personas que beben al menos 1,53 litros de agua al día, después del café, el zumo, la leche o cualquier otra cosa que beban, harán que consuman una media de 193 calorías menos (o un 9%) al día. Añadir limón, naranja, lima, pepino en rodajas o bayas al agua le dará un buen sabor. Filtre su agua en casa y transpórtela en sus recipientes de vidrio o metal para evitar los químicos dañinos asociados con las botellas de plástico.

El mejor momento para beber agua.

1. Cuando te despiertes, consume de dos a tres tazas de agua para ayudarte a despertarte naturalmente sin café y limpiar el cuerpo.

2. Para disminuir el hambre, beba un vaso de agua media hora antes de una comida.

3. Beba un vaso de agua para ayudar a tomar una comida al menos una hora después de una comida.

4. Cuando se sienta cansado, beba un vaso de agua en lugar de una taza de café.

5. En lugar de tomar aspirina, beba agua cuando tenga dolor de cabeza.

6. Beba agua antes, durante y después del ejercicio.

7. Tome uno o dos tragos de agua antes de acostarse y mantenga un recipiente extra grande al lado de su cama para que pueda beberlo a primera hora de la mañana.

105. La Mejor Agua para Beber

La mejor agua para beber es el agua que no está

embotellada ni envasada. El agua envasada en botellas de plástico es tóxica ya que contiene residuos y productos químicos del plástico. Uno de ellos son los ftalatos o ésteres de ftalato, que son ésteres de ácido ftálico. Se agregan principalmente a los plásticos para aumentar su flexibilidad, transparencia, durabilidad y longevidad. El segundo más común es el bisfenol A (BPA), un químico industrial que se usa para fabricar plásticos. Se ha descubierto que ambas sustancias causan varios tipos de cánceres, desequilibran el sistema endocrino y dañan los fetos. Su mejor opción será utilizar una máquina de ósmosis inversa (RO) ($ 150) para filtrar el agua. Puede filtrar partículas tan pequeñas como 0,001 micrones. La segunda opción, y mucho más económica, es un filtro de agua de carbón activado, como un filtro de agua Brita ($ 12). Los filtros de carbón activado se clasifican según el tamaño de las partículas que pueden eliminar y, por lo general, oscilan entre 50 micrones (el menos efectivo) y 0,5 micrones (el más efectivo). La mayoría de los microplásticos tóxicos tienen un tamaño de aproximadamente 2,5 micrómetros. De cualquier manera, use recipientes rellenables de vidrio o metal para llevar y beber su agua para evitar consumir algunos de estos químicos peligrosos asociados con las botellas de plástico.

106. Bebe Agua Tan Pronto Como te Levantes

La hidratación óptima es vital para ayudar a que su cuerpo funcione a su máximo rendimiento. Una hidratación insuficiente, incluso del 2%, puede provocar fatiga y pensamientos nublados.

El agua es esencial para todas las células de su cuerpo. Por ejemplo, el tejido pulmonar está compuesto por casi un 90% de agua. Tu sangre tiene más del 80% de agua. Y su cerebro es aproximadamente un 70% de agua.

La mayoría de las personas se despiertan deshidratadas después de no beber agua durante la noche y perder humedad con cada respiración mientras duermen. Beber agua a primera hóra de la mañana es una excelente manera de aumentar el estado de alerta, rehidratar, ayudar a la digestión, disminuir el hambre, mejorar la agudeza mental y disminuir los niveles de insulina. Como ha estado sin comer durante un promedio de ocho horas, su cuerpo querrá calorías, por lo que los niveles de insulina son más altos cuando se despierta cada mañana, lo que significa que todo lo que coma se almacenará en un porcentaje más alto, lo que resultará en un aumento de grasa. almacenamiento. Beber agua ayuda a disminuir sus niveles de insulina, reducir el hambre y disminuir el aumento de peso. Los estudios muestran que las personas que beben dos vasos (16 onzas) de agua antes de su primera comida pueden perder, en promedio, una libra por mes.

Beba de tres a cuatro vasos al despertar todas las mañanas para rehidratar su cuerpo rápidamente. Agregue una pizca de sal marina o sal rosa para ayudar a equilibrar los electrolitos y un poco de jugo de limón recién exprimido para alcalinizar el agua y reducir la acidez de su cuerpo. Muchos de los procesos del cuerpo producen ácido, lo que genera múltiples problemas de salud y provoca un aumento de peso. Beber agua con limón reducirá la acidez de tu cuerpo y te hará más alcalino. Tener el pH de su cuerpo en el rango óptimo ayuda a facilitar la pérdida de peso.

Diez beneficios del agua potable a primera hora de la mañana.

1. Le ayuda a mover sus intestinos inferiores con regularidad por las mañanas.
2. El agua aumenta su nivel de alerta. Puede tener el mismo efecto que el café o el té, excepto que no causa más deshidratación como el café y el té debido a su contenido de cafeína.

El agua también estimulará un crecimiento más rápido de los glóbulos rojos en su sistema y generará más oxígeno en su sangre, lo que aumentará su energía.

3. Aumenta su capacidad cerebral. Su cerebro está compuesto por más del 70% de agua y mantenerlo bien hidratado aumentará la actividad cerebral óptima. No tener suficiente agua puede causar fatiga, fluctuaciones del estado de ánimo, disminución de la memoria y reducción del rendimiento cerebral.
4. Fortalece su sistema inmunológico.
5. Retira toxinas producidas durante las reparaciones corporales nocturnas realizadas durante el sueño.
6. Aumenta su tasa metabólica durante el resto del día ayudando a mantener un peso corporal ideal.
7. Promueve la pérdida de peso ayudándolo a sentirse saciado, reduciendo los antojos del día y reduciendo la ingesta excesiva.
8. Libera toxinas de su cuerpo, lo que mejora el tono y la luminosidad de la piel.
9. El agua mantiene tu cuerpo hidratado, lo cual es vital para el buen funcionamiento de los órganos internos. Beber agua a primera hora de la mañana previene los cálculos renales y protege

el colon y la vejiga de infecciones.

10. Mantenerse hidratado hará que su cabello brille y mantendrá sus huesos llenos del agua que necesitan para crecer correctamente.

107. Jugos de Frutas

Los zumos de fruta son ricos en calorías, a menudo tienen azúcar añadida y normalmente no contienen fibra. Comer fruta entera es siempre una opción más saludable. De hecho, la mayoría de los zumos de fruta tienen muy poco en común con la fruta entera. Los zumos de fruta suelen estar muy procesados, pasteurizados y cargados de azúcar. Todo este procesamiento elimina muchos de los beneficios para la salud que se encuentran típicamente en la fruta entera. El jugo de fruta generalmente termina teniendo tanta azúcar y calorías como la soda, si no más. Debido a la falta de fibra, un vaso de jugo de naranja no te hará sentir tan lleno como si te comieras la fruta misma, lo que hace que sea fácil consumir grandes cantidades en poco tiempo. Evite el jugo de fruta y coma fruta entera en su lugar.

108. Jugo Prensado en Frío

El jugo prensado en frío preserva los nutrientes de las frutas y verduras del calor. El calor de los exprimidores eléctricos puede disminuir los nutrientes del zumo. Como los exprimidores de prensado en frío usan mano de obra para extraer el jugo, no hay calor involucrado. Eso significa que el jugo tendrá un mayor contenido de nutrientes, lo que puede mejorar la salud e impulsar la pérdida de peso.

Sin embargo, los jugos tienen un alto contenido de azúcar y calorías, incluso si son prensados en frío. Beber jugo de fruta fresca puede contribuir al consumo excesivo de calorías, lo que puede hacer que aumente de peso. Haga jugos que contengan vegetales bajos en azúcar como el apio y frutas como el limón para controlar su consumo de calorías.

109. Agua De Coco

El agua de coco es una bebida natural muy popular y es excelente para su uso como electrolito. Sin embargo, aunque el agua de coco tiene minerales, vitaminas y antioxidantes, tiene azúcar y calorías. Una taza de 8 onzas (240 ml) de agua de coco tiene 6 gramos de azúcar y 45 calorías. El agua de coco también es un jugo, y aunque es más baja en azúcar y calorías que los refrescos y otros jugos, es mejor limitar el consumo de cualquier bebida dulce.

110. Los Efectos del Alcohol en la Pérdida de Peso

- **El Alcohol Afecta A La Absorción De Nutrientes Y A La Digestión**

Todos los tipos de alcohol pueden perjudicar la digestión y la absorción de nutrientes.

El alcohol puede estresar el estómago y los intestinos, lo que disminuye las secreciones digestivas y el movimiento de los alimentos a través del tracto intestinal.

Las secreciones digestivas son esenciales para descomponer los alimentos en micro y macronutrientes que son absorbidos por el cuerpo. Si no se absorben los nutrientes completamente, se producirán dificultades para controlar el peso.

- **El Alcohol Contiene Calorías Vacías**

Las bebidas alcohólicas proporcionan a su cuerpo calorías pero no nutrientes. Una lata de cerveza de 12 onzas contiene 155 calorías, y un vaso de vino tinto de 5 onzas tiene 125 calorías. Las bebidas mixtas, hechas con jugo de fruta o refrescos, pueden ser incluso más altas en calorías. En comparación, una rosquilla tiene 190 calorías. Por lo tanto, una noche con varias bebidas puede fácilmente llevar a consumir unos pocos cientos o más de mil calorías adicionales.

- **El Alcohol Se Quema Como Combustible Primario**

Además del contenido calórico, cuando bebes alcohol, tu cuerpo lo quema como fuente primaria de combustible antes que nada. El exceso de glucosa y lípidos en su dieta se queman después del alcohol y a menudo terminan siendo almacenados como grasa.

- **El Alcohol Afecta A Las Hormonas**

El alcohol puede reducir los niveles de testosterona. La testosterona es una hormona sexual que es crítica en muchos procesos metabólicos, incluyendo la quema de grasa y la formación de músculos. Tener la testosterona baja puede causar múltiples problemas de salud, incluyendo:

- Colesterol alto
- Presión arterial alta
- Dificultad para dormir
- Niveles altos de azúcar en la sangre
- Alto índice de masa corporal

- **El Alcohol Puede Afectar Al Metabolismo De La Grasa**

El hígado es el filtro del cuerpo, filtra la sangre y elimina las sustancias extrañas, incluyendo las drogas y el alcohol. El hígado también ayuda en el metabolismo de las proteínas, las grasas y los carbohidratos.

Beber demasiado alcohol puede causar un hígado graso alcohólico. El daño a su hígado afectará la forma en que su cuerpo metaboliza y almacena las grasas y los carbohidratos. Esta condición cambiará la forma en que su cuerpo almacena la energía de los alimentos y dificultará la pérdida de peso.

- **El Alcohol Puede Causar Insomnio**

El alcohol puede perturbar sus ciclos de sueño y causar insomnio. La privación de sueño, por falta de sueño o sueño deficiente, puede desequilibrar sus hormonas, lo que puede afectar a sus sentimientos de hambre, saciedad y causar aumento de peso.

- **El Alcohol Puede Causar Un Exceso De Grasa En La Barriga**

Los alimentos con alto contenido de azúcares simples, como la cerveza, los dulces y los refrescos, son ricos en calorías. El alcohol acelera el proceso de digestión, que descompone la glucosa rápidamente, y hace que la insulina se apodere de la glucosa y la almacene. Las calorías adicionales no se queman y terminan almacenadas como grasa corporal. Este proceso provoca que el intestino de la cerveza, ya que la zona abdominal tiende a acumular grasa.

- **El Alcohol Afecta La Elección De Alimentos**

El alcohol reduce las inhibiciones, lo que conduce a una mala elección de alimentos, y puede desencadenar señales de hambre en el cerebro, aumentando el impulso de comer más alimentos.

111. Las Cinco Mejores Bebidas Alcohólicas para Pérdida De Peso

Beber con moderación te ayudará a disfrutar de un cuerpo más sano, dormir mejor y mejorar la digestión. Si vas a beber, hay formas alternativas de beber y aun así perder peso.

- **Brandy**

El brandy es mejor como ayuda digestiva después de la cena.
100 calorías por 1,5 onzas de brandy

- **Vodka**

Mezclar con batidoras bajas en calorías (club soda) y evitar los jugos con alto contenido de azúcar.
100 calorías por 1,5 onzas de vodka destilado de 80 grados

- **Whiskey**

No te mezcles con los refrescos, sino que bebe con hielo.
100 calorías por 1,5 onzas de whisky de 86 grados

- **Tequila**

Bebe tequila en el vaso de costumbre con sólo sal, lima y tequila.
100 calorías por 1,5 onzas de tequila

- **Gin**

Bebe ginebra en un Martini con aceitunas.
115 calorías por 1,5 onzas de ginebra de 90 grados.

112. Si Vas A Beber, Hazlo Después De La Cena

Comer fuera puede arruinar la pérdida de peso que tanto te costó ganar, así como beber alcohol. Para ayudarle a alcanzar sus objetivos de peso ideal, pida su cóctel o vaso de vino al final de la comida. Los azúcares dulces del alcohol pueden ayudarle a sentirse saciado y pueden actuar como un postre de bajas calorías. Además, beber antes de la comida reduce su inhibición y puede hacer que pida algo poco saludable fuera del menú.

H. Productos lácteos

La leche y otros productos lácteos son las principales fuentes de grasas saturadas en la dieta americana, contribuyendo a la diabetes de tipo 2, a las enfermedades cardíacas y al Alzheimer. Los estudios han relacionado a los lácteos con un mayor riesgo de cáncer de ovario, mama y próstata. Los productos lácteos son carne líquida, alta en grasa y colesterol sin fibra dietética. Los productos lácteos generalmente no son buenos para usted. Son altos en hormonas artificiales y hormonas bovinas que ayudan a los terneros a engordar y crecer rápidamente.

Los químicos del queso pueden ser tan adictivos como la heroína. Los estudios muestran que cuanto mayor es la ingesta de calcio, mayor es la tasa de osteoporosis. Por ejemplo, Japón tiene una de las tasas más bajas de osteoporosis debido en gran parte al no consumo de productos lácteos. Mientras que los Estados Unidos tienen una de las tasas más altas de osteoporosis del mundo debido al gran consumo de productos lácteos.

Si prefiere mantener los productos lácteos en su dieta, las siguientes son algunas alternativas saludables.

113. Yogur Helado

Debido a que el yogur helado se considera una alternativa más saludable que el helado, a menudo se consume en exceso. Muchas tiendas de yogur helado permiten que te sirvas tu postre, lo que dificulta el control de las porciones. Para mantener su ingesta bajo control, elija el vaso de yogur más pequeño disponible. Además, las coberturas azucaradas que se ofrecen en la mayoría de las tiendas de yogur congelado pueden añadir aún más calorías y azúcar. Elija aderezos naturales como fruta fresca (evite las frutas enlatadas en almíbar), coco sin endulzar y nueces (especialmente las nueces por sus altos niveles de ácidos grasos omega-3 que son saludables para el cerebro). Además, evite los yogures sin grasa y sin azúcar para evitar todas las sustancias químicas que se asocian con el aumento de peso. Por último, evite los cuencos de gofres, los jarabes y las salsas.

114. Helado

El helado hecho comercialmente es alto en azúcar y muy poco saludable. Tiene muchas calorías, colores artificiales y está cargado de azúcar. Considere el sherbert, un helado saludable y bajo en grasas, o el helado casero que contiene menos azúcar e ingredientes más saludables como el yogur griego y la fruta. Sólo ten cuidado con las porciones para no comer en exceso.

115. Kéfir

El kéfir, en promedio, tiene el doble de proteínas que el yogur. También puede tener hasta 61 cepas de bacterias en comparación con las 2-3 del yogur. Debido al alto contenido de probióticos, el kéfir no suele contener lactosa. Se usan diferentes tipos de leche, incluyendo la de nueces o la de leche, para hacer kéfir. El kéfir previene el cáncer, desintoxica el cuerpo, mejora la salud intestinal y promueve la pérdida de peso. El alto contenido de proteínas ayuda a mantenerte saciado, y las bacterias buenas ayudan a mantener tu intestino sano para una digestión óptima.

Queso

116. Parmesano

El queso parmesano es rico en proteínas y tiene más calcio que cualquier otro queso. Estos dos atributos ayudan a controlar el azúcar, los antojos de azúcar, y ayudan al cuerpo a metabolizar la grasa. Los alimentos ricos en proteínas y calcio, como el queso parmesano, aumentan la temperatura central del cuerpo, lo que incrementa la termogénesis y, por lo tanto, estimula el metabolismo. También es un alimento bajo en lactosa, así que los que son intolerantes a la lactosa pueden comerlo.

El queso italiano también tiene el aminoácido tirosina, que estimula el cerebro para liberar dopamina sin ningún tipo de picos de insulina no saludables. También tiene aproximadamente 2 gramos de proteína, y sólo 12 calorías y 1 gramo de grasa por cucharada. Otra cosa buena del parmesano es que una pequeña cantidad tiene mucho sabor y contiene la misma cantidad de calcio, proteínas y minerales que otros quesos. Es genial como sustituto de los quesos altos en calorías en los platos de pasta. Además, opte por el parmesano de mejor calidad, ya que los de menor calidad se mezclan con aserrín de madera (celulosa) para reducir los costos. La celulosa no es necesariamente mala para usted, pero reduce los beneficios del queso.

117. Feta

El feta es bajo en calorías y grasas, y es un alimento básico en la dieta mediterránea saludable para el corazón. Su potente sabor llega muy lejos con sólo una pequeña cantidad. También tiene un alto contenido de calcio, proteínas, vitaminas B, fósforo, bacterias beneficiosas y ácidos grasos. El feta es una buena fuente del aminoácido histidina, que es vital para la conversión de la proteína en músculo. Sin embargo, es alto en sodio. Una onza de queso feta tiene 316 mg de sodio, 75 calorías, 6 gramos de grasa y 4 gramos de proteína.

118. Cheddar

El queso Cheddar es un queso versátil y bajo en calorías que puede añadir mucho sabor a muchas comidas. Una rebanada o alrededor de 1 onza de queso cheddar tiene alrededor de 113 calorías, vitaminas A, B2 y B12, calcio, magnesio, fósforo, 7 gramos de proteína y zinc.

119. Requesón bajo en grasa (1% a 2% de grasa de leche)

El requesón es rico en proteínas, bajo en grasas, alto en vitaminas B, calcio, fósforo y selenio. En particular, el requesón tiene proteína de caseína, que se absorbe lentamente, promueve la ganancia de músculo y ayuda a prevenir la descomposición muscular. El requesón puede ayudar a reducir el riesgo de desarrollar resistencia a la insulina, enfermedades cardíacas, mejorar la salud de los huesos y proporcionar protección antioxidante. Una taza de requesón bajo proporciona 163 calorías, 2,3 gramos de grasa y 28 gramos de proteína.

120. Suizo

El queso suizo tiene una bacteria llamada propionibacterium freudenreichii, que reduce la inflamación, retarda el proceso de envejecimiento y refuerza el sistema inmunológico. El queso suizo también tiene un alto contenido de vitamina B12 (14% de RDI), calcio, fósforo y magnesio. Una rebanada de queso suizo tiene aproximadamente 106 calorías, 8 gramos, y 7,5 gramos de proteína.

121. Queso De Cabra

El queso de cabra es una alternativa hipo alergénica al queso hecho con leche de vaca. La leche de cabra tiene más calcio, potasio y vitamina A que la leche de vaca, pero la leche de vaca tiene más vitamina B12, selenio y ácido fólico.

El queso de cabra también tiene un alto contenido en ácidos grasos de cadena media que pueden mejorar la saciedad y beneficiar la pérdida de peso.

Una porción de una onza (28 gramos) de queso de cabra suave

tiene aproximadamente 102 calorías, 8 gramos de grasa y 6 gramos de proteína.

Quesos A Evitar

122. Salsa De Queso

Algunas salsas de queso no tienen ningún tipo de queso real y están hechas completamente de químicos. Es mejor comer queso de verdad y evitar el retroceso de comer todos los químicos de la salsa de queso de nacho.

123. Queso Crema

Una cucharada de queso crema tiene 46 calorías de grasa, una pequeña cantidad de carbohidratos, un gramo de proteína, riboflavina (vitamina B2) y vitamina A. Pruebe el queso crema batido para una opción más ligera y reducida en grasas.

124. Queso Americano

El queso americano es un "producto de queso" o un "bocadillo de queso". No se considera queso porque no contiene al menos un 51% de queso real. Por eso la etiqueta dice "producto de queso preparado pasteurizado". El queso americano está compuesto en su mayoría de ingredientes procesados, incluyendo aceites vegetales y colorantes alimenticios que le dan su antinatural color amarillo-naranja. Debido a todos los aditivos, puede durar hasta un año. El queso americano es considerado uno de los peores quesos para la salud. Una rebanada de queso americano tiene más de 300 miligramos de sodio, lo que puede causar aumento de peso, presión arterial alta, hipertensión y enfermedades cardíacas. Una rebanada de queso americano contiene 10 gramos de grasa y 5 gramos de proteína.

125. Yogurt

La gente que come tres tazas de yogur al día perderá un 22% más de peso y un 61% más de grasa corporal que la gente que sólo reduce las calorías. Comer alimentos ricos en probióticos estimula el metabolismo y ayuda a perder más peso.

Comer alimentos ricos en calcio y proteínas juntos magnifica su capacidad para perder peso. Cuando se combinan, se ha demostrado clínicamente que estos dos grupos de nutrientes aumentan el metabolismo y mejoran la digestión y la salud intestinal.

El yogur saborizado está lleno de edulcorantes artificiales y azúcar añadida. Una porción de ocho onzas puede tener más de

30 gramos de azúcar. Saborea tu yogur natural con fruta picada en lugar de comprarlo premezclado.

126. Elija Un 2% Sobre los Productos Lácteos Sin Grasa

Las personas que consumen productos lácteos llenos de grasa tienden a pesar menos y a ganar menos peso con el tiempo que las que consumen productos sin grasa. Los alimentos no grasos llenan menos debido a su bajo contenido en grasa. Además, a menudo se hacen con ingredientes artificiales y azúcar añadido para darles sabor debido a la falta de grasa. Los alimentos que contienen grasa se digieren más lentamente, por lo que te hacen sentir saciado por más tiempo y te ayudan a perder peso.

I. Exposición A La Luz

127. Terapia de luz infrarroja cercana (NIR)

La terapia con luz infrarroja cercana (NIR) es una modalidad científicamente probada que se usa para tratar algunas de las dolencias subyacentes comunes que conducen a la obesidad, como el dolor y la depresión. La luz NIR es una longitud de onda de luz específica que dona fotones a sus mitocondrias a través de moléculas llamadas citocromos, promoviendo la reparación celular, disminuyendo el dolor y la inflamación, promoviendo la pérdida de peso y mejorando el proceso de curación. Su capacidad para penetrar profundamente en la piel le permite llegar a las mitocondrias de las células, también conocidas como plantas de energía de las células, y estimularlas para aumentar la producción de trifosfato de adenosina (ATP). Dando como resultado la recarga de sus mitocondrias, estimulación de la síntesis de ADN y ARN, aumento del flujo sanguíneo, que activa el sistema linfático, lo que resulta en una mayor eliminación de desechos y reparación de tejidos. El aumento de ATP le proporciona energía constante durante todo el día y un mejor sueño por la noche. La luz roja también desencadena la síntesis de colágeno y el colágeno representa más del 90% del hueso y el 80% de la matriz de la piel. Más colágeno también significa una piel de aspecto más joven y una cicatrización más rápida de las heridas.

Los diferentes tonos de luz tienen varios efectos terapéuticos en el cuerpo.

La luz roja estimula la producción de melatonina, lo que le ayudará a mejorar su sueño y promoverá la recuperación durante el sueño. Si se usa unos minutos antes del ejercicio físico, la luz roja e infrarroja puede aumentar la fuerza y prevenir el dolor. Las longitudes de onda de la luz roja e infrarroja de 660 a 905 nanómetros llegan al tejido del músculo esquelético, estimulando las mitocondrias para producir más ATP, que las células utilizan como combustible.

Aunque la exposición excesiva a la luz azul de los dispositivos electrónicos durante la noche puede ser perjudicial, la exposición a la luz azul durante el día puede mejorar el tiempo de reacción, el estado de alerta, el enfoque y la productividad. Las altas cantidades de luz diurna brillante que inciden en los fotorreceptores del ojo suprimen los niveles de melatonina y activan los receptores en el cerebro que le dan energía. Párese o siéntese junto a las ventanas o salga afuera tanto como sea posible todos los días para aumentar la dosis de rayos azules de la luz natural.

Luz verde puede reducir el dolor crónico causado por migrañas o fibromialgia hasta en un 60 por ciento. Luz verde aumenta la producción de sustancias químicas similares a los opioides que analizan el dolor llamadas encefalinas. Las encefalinas reducen la inflamación, que desempeña un papel en muchas afecciones de dolor crónico. Una o dos horas de luz verde al día pueden disminuir las migrañas y otros tipos de dolor crónico.

128. Luz de Espectro Completo

Cuando era niño, usaba luz de espectro completo para ayudar a mis reptiles mascotas a mantenerse saludables y producir vitamina D. Si tiene movilidad limitada o vive en un lugar con luz solar limitada. Una lámpara solar o una cama de bronceado con alto contenido de ondas UVB le brindarán muchos de los beneficios de la luz solar. Los UVB (a diferencia de otros rayos ultravioleta) causan menos daño tisular y ofrecen más beneficios. El bronceado con UVB aumenta la melanina en la piel, que actúa como protector solar, aumenta la producción de vitamina D, disminuye la inflamación y puede ayudar a eliminar problemas de la piel como psoriasis, vitiligo, dermatitis atópica y esclerodermia localizada.

Use una lámpara de luz de espectro completo, una

lámpara UVB o una cama de bronceado con mucha luz UVB con una longitud de onda de 311-313 nanómetros durante 5 minutos, dos veces por semana, para obtener más beneficios que tomar un suplemento de vitamina D. Los rayos UVA son responsables de las quemaduras solares y el envejecimiento de la piel, así que evite exponer su rostro y cuello para prevenir arrugas.

La exposición a los rayos UV también aumentará el óxido nítrico (NO), que reduce la presión arterial, mejora la salud cardiovascular, mejora el estado de ánimo mediante la liberación de endorfinas y aumenta la pérdida de peso.

129. Evite la Luz Azul en la Noche

La luz blanca de la luz solar es un espectro de los colores rojo, naranja, amarillo, verde, azul, índigo y violeta. Cuando esa luz blanca golpea las gotas de agua en la atmósfera después de la lluvia, se dispersa o se separa, y vemos un arco iris. La luz del sol es también la principal fuente de luz azul, que es lo que hace que el cielo se vea azul. Estar al aire libre durante el día te expondrá a grandes dosis de ella.

También hay muchas fuentes artificiales de luz azul en interiores, como pantallas de ordenadores, portátiles electrónicos, teléfonos inteligentes, iluminación fluorescente y LED, y televisores de pantalla plana. Los investigadores han descubierto que no importa lo que comas, la exposición a la luz artificial conduce a un aumento de peso.

Los aparatos electrónicos sólo emiten una fracción de la luz azul producida por el sol, sin embargo, la persona promedio pasa mucho tiempo usando estos dispositivos, y la proximidad de estas pantallas al rostro del usuario está causando múltiples problemas de salud ocular. La exposición a la luz azul por la noche puede causar aumento de peso, cáncer, diabetes y enfermedades cardíacas. También altera la calidad y la duración del sueño, lo que puede alterar las hormonas, aumentar el consumo de alimentos y reducir la actividad física.

Lea un libro dos o tres horas antes de acostarse y evite la hora de la pantalla. Si trabajas de noche o usas muchos aparatos electrónicos por la noche, usa gafas de bloqueador azul o una aplicación que filtre la longitud de onda azul/verde por la noche.

La mayoría de los teléfonos inteligentes tienen una función en su configuración para una luz nocturna o un filtro de luz azul. Si usas luces nocturnas, usa luces rojas tenues, que tienen la menor potencia para cambiar el ritmo circadiano y suprimir la melatonina. Reciba mucha luz solar natural durante el día, lo que ayudará a regular los niveles hormonales, mejorar el sueño por la noche, el estado de ánimo y el rendimiento.

130. Reducir la Exposición a la Luz Mientras se Duerme

La exposición a la luz nocturna de las luces de la calle, las luces nocturnas, las luces de los aparatos electrónicos o el resplandor de la televisión de un dormitorio puede perturbar el sueño y los ritmos circadianos. La luz ayuda a regular el ritmo circadiano, el reloj interno del cuerpo que señala cuándo descansar y cuándo estar alerta. La luz también afecta a la producción de la melatonina, la hormona esencial que promueve el sueño. La exposición a la luz antes o durante la hora de acostarse puede dificultar dormirse y la permanencia del sueño porque el cerebro no producirá suficiente melatonina inductora del sueño. Incluso si es capaz de quedarse dormido con las luces encendidas en su dormitorio, es posible que no obtenga suficiente sueño con movimientos oculares rápidos (MOR). El sueño REM es el más esencial de todos para sentirse descansado y mantenerse sano.

La exposición a la luz por la noche interrumpe el sueño, altera los comportamientos alimentarios y puede promover el aumento de peso. Las mujeres que duermen en habitaciones oscuras tienen 21% menos probabilidades de ser obesas que las que duermen en habitaciones con luz. Reduzca la exposición a la luz artificial por la noche usando persianas de oscurecimiento, coloque cinta adhesiva oscura sobre las fuentes de luz de los aparatos electrónicos y elimine todas las demás fuentes emisoras de luz.

131. Abrir Las Cortinas

Cuando te despiertas por las mañanas, abre las cortinas y deja entrar la luz del sol para ayudar a sincronizar tus ritmos circadianos. Los estudios muestran que exponerse a la luz del sol durante al menos 45 minutos por las mañanas entre las 6 y las 9 de la mañana, aumenta el metabolismo, quema grasa, reduce el apetito y acelera la pérdida de peso.

132. Reciba el Sol de la Mañana

Estar expuesto a la luz solar directa entre las 8 a.m. y el mediodía reduce el riesgo de aumento de peso a pesar de la edad, el nivel de actividad o la ingesta calórica. La luz solar debilita los genes de almacenamiento de grasa y sincroniza el metabolismo. Un espectro del sol llamado luz azul puede penetrar en la piel y disminuir el tamaño de las células grasas subdérmicas. En otras palabras, ayuda a la pérdida de grasa, sincroniza tu metabolismo y reduce tus genes de almacenamiento de grasa.

133. Utilice la Luz Solar como Suplemento Nutricional

La luz solar es vital para todos los animales, aunque algunos necesitan diferentes cantidades y de diferentes formas. Los seres humanos necesitan la luz solar para aumentar la producción de nutrientes esenciales como;

Vitamina D

Vitamina D, una hormona que producen los riñones que controla la concentración de calcio en sangre, múltiples reacciones en el cuerpo e impacta el sistema inmunológico.

Testosterona

La testosterona influye en la salud mental, el deseo sexual, el tono muscular y la composición corporal. La luz solar directa en el pecho y la espalda puede aumentar la testosterona en los hombres en un 120%, y la luz solar en los testículos puede aumentar la producción en un 200-400%.

Sulfato de Colesterol

Su cuerpo usa sulfato de colesterol para producir todas sus hormonas sexuales.

Óxido nítrico

El óxido nítrico (NO) causa vasodilatación, aumenta el flujo sanguíneo, el oxígeno y el transporte de nutrientes a través de su cuerpo y elimina los desechos celulares. El aumento del flujo sanguíneo también previene los ataques cardíacos, mejora el rendimiento deportivo, la recuperación, reduce la presión arterial y disminuye la inflamación.

Endorfinas y Dopamina

Estas hormonas lo ayudan a relajarse, reducir el dolor, mejorar el estado de ánimo, inhibir el crecimiento del cáncer y respaldar la regulación hormonal.

134. Trabajar Al Aire Libre

Para ayudar a remediar el impacto negativo de la luz artificial, trabaje junto a una ventana o afuera. Las personas que reciben más luz solar son más saludables, duermen mejor (46 minutos más por noche) y tienen menos problemas para dormir que las que no lo hacen. No recibir al menos 30 minutos de luz solar al día equivale a fumar un paquete de cigarrillos al día. El aumento de la exposición a la luz solar intensifica la motivación para hacer ejercicio, aumenta la pérdida de peso y mejora la salud general. La luz del sol activa la quema de grasa del tejido adiposo marrón del cuerpo. A medida que la grasa se quema, transfiere energía en calor, lo que aumenta la quema de calorías.

J. Agua

135. Use Sauna

Use una sauna tres veces a la semana, hasta veinte minutos cada vez para liberar toxinas del hígado, el tejido graso, aflojar las articulaciones, reducir la rigidez, aumentar la circulación y quemar calorías. Durante una sesión de sauna, las temperaturas centrales aumentan, el cuerpo se enfría, causando un sudor beneficioso. El calor creado por una sauna no produce directamente cantidades significativas de pérdida de peso, sin embargo, el proceso de sudoración ayuda a eliminar los metales pesados y los productos químicos tóxicos. La piel es el órgano más grande, y la eliminación de toxinas a través de la piel, alivia la carga de los riñones y el hígado y permite que el cuerpo funcione más eficientemente e indirectamente ayuda a la pérdida de peso.

136. Pasar el Rato En Una Bañera

El agua ofrece beneficios incomparables para la salud. Fortalece los músculos, los ligamentos y mejora su estado cardiovascular. Debido a la flotabilidad, proporciona un entrenamiento seguro y eficaz mientras que apoya suavemente su cuerpo, especialmente si tiene lesiones.

Debido a que el agua crea un efecto térmico al absorber el calor de su cuerpo, su cuerpo debe quemar más calorías para mantener la temperatura corporal central. El agua es 24 veces más conductora de calor que el aire. Es por eso que puede quemar hasta 24 veces más energía en el agua de lo que haría normalmente fuera del agua. Piense en las veces que ha estado en la playa. ¿Recuerdas lo hambriento que te sentiste después? Ese hambre se debió al déficit calórico que se formó mientras estaba en el agua. Si pasa el rato en agua a temperatura ambiente durante una hora sin nadar, quemará el doble de calorías que si hubiera salido a correr durante una hora. Cuanto más fría esté el agua, más tiempo pasas en el agua y cuanta más actividad realices en el agua, más calorías quemarás. Así que puedes sentarte en la bañera o en la piscina leyendo el periódico mientras tu cuerpo quema calorías y pierdes peso.

Las actividades acuáticas también ejercen menos presión sobre el cuerpo; la flotabilidad del agua ayuda a sostener el peso corporal, quitando la presión de las articulaciones. Dependiendo de cuánto se sumerja el cuerpo en el agua, se determinará cuánto peso se pone en las extremidades.

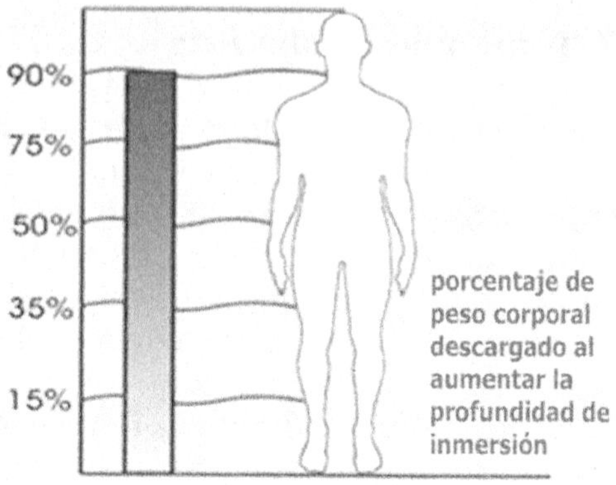

La capacidad de graduar la cantidad de peso descargado de las articulaciones hace que la natación y otras actividades acuáticas sean la opción ideal para las personas que tienen lesiones. Las actividades acuáticas no conllevan peso, por lo que se puede seguir haciendo ejercicio en la piscina cuando no se tiene peso. Sólo asegúrese de que sus heridas estén curadas y de que su equipo médico le dé el visto bueno antes de entrar en el agua. Puede ser una actividad segura y cómoda para personas que de otra manera podrían estar muy limitadas en sus actividades. El ejercicio en el agua también aumenta la seguridad y disminuye el riesgo de perder el equilibrio, caerse y posiblemente lastimarse si estuviera fuera del agua.

La natación es probablemente una de las actividades más seguras para la mayoría de la gente. Variando las brazadas y la posición del cuerpo, se puede obtener un entrenamiento completo de cuerpo entero mientras se nada. Hay muchas opciones de ejercicios para usar en el agua, desde trotar en el agua, aeróbicos acuáticos, natación, caminatas acuáticas, ejercicios con mancuernas, juegos acuáticos o simplemente relajarse en el agua. Las actividades acuáticas son una de las mejores tareas cardiovasculares disponibles, ya que cada galón de agua proporciona 8,25 libras de presión en el cuerpo cuando se está sumergido en ella. La presión alrededor de tu cuerpo hace que ejerzas más presión para poder respirar, lo que ayuda a fortalecer los pulmones. Las actividades basadas en el agua le permiten trabajar el corazón y los pulmones en un momento en el que las lesiones podrían mantenerle en la cama. Las actividades acuáticas entrenan al cuerpo a usar el oxígeno de forma más eficiente, lo que se refleja en una mejora de la frecuencia cardíaca y respiratoria en reposo.

137. Tome una Ducha Fría

A medida que el agua fría llega a tu cuerpo, induce una vasoconstricción en la superficie del cuerpo, y reduce el ritmo cardíaco y el gasto cardíaco. Esta respuesta hace que el cuerpo reduzca el flujo sanguíneo periférico, aumenta el metabolismo y el flujo sanguíneo en el núcleo para mantener una temperatura central media de 98,6 grados. Algunos de los beneficios del agua fría son el aumento de la ingesta de oxígeno, el ritmo cardíaco, la alerta y la reducción de la inflamación.

Las duchas frías pueden ayudar a reducir el dolor muscular después de un duro entrenamiento. Las duchas frías también pueden ayudar a impulsar la pérdida de peso al provocar que las células de grasa marrón generen calor y comiencen a quemar grasa. La mayoría de las células marrones se encuentran alrededor del cuello y la zona de los hombros, por lo que son las primeras en ser golpeadas cuando se toma una ducha fría.

El agua fría tensa y constriñe el flujo sanguíneo, lo que da a la piel un brillo más saludable, fortalece las cutículas del cabello y no reseca la piel y el cabello como si fuera agua caliente.

138. Crea Zona de Exclusión (EZ) Agua en tu Cuerpo

El Dr. Pollack, profesor de Ingeniería Bioquímica en la Universidad de Washington, descubrió el agua EZ, también conocida como agua estructurada. El agua EZ es el agua utilizada por las células y es muy diferente del agua potable. Es viscoso como la miel, entre sólido y líquido.

El agua EZ es un tipo particular de agua que se forma en tus células. El agua EZ energiza sus mitocondrias, previene el envejecimiento, reduce el estrés y acelera la recuperación. Es como una batería cargada que puede entregar energía a las células cuando sea necesario. El agua EZ aumenta la capacidad de las mitocondrias para producir más energía. Mejora el plegamiento de proteínas, el proceso físico por el cual una cadena de proteínas se vuelve biológicamente funcional.

1. El agua EZ se forma naturalmente en jugo de vegetales crudos y agua de manantial.
2. El agua EZ se forma cuando mezcla agua o grasa de mantequilla en el agua durante 30 segundos.
3. El agua EZ se forma en sus células cuando expone su piel y ojos a la luz solar sin filtrar durante unos minutos todos los días sin ropa, anteojos de sol o protector solar. Cuanta más piel descubras, más agua EZ producirás.

4 Párese sobre una plataforma vibratoria durante un máximo de 15 minutos.

5. Use la terapia de luz roja para exponer el cuerpo a la luz roja, la longitud de onda más larga de luz visible en el espectro de luz visible, a través de una radiación de 1200 nm, creando agua EZ que se esparce por todo su cuerpo.
6. Sentarse en una sauna de infrarrojos le dará una dosis concentrada de luz de 1200 nm y producirá mucha agua EZ.

139. Ducha de Contraste

El agua caliente activa el sistema nervioso parasimpático, que relaja los músculos, alivia la tensión y calma la fatiga muscular. El agua caliente también vasodilata los vasos sanguíneos de la piel, abre los poros, libera toxinas y mejora la tez de la piel. El vapor del agua caliente también es beneficioso. Al inhalar, el vapor abre las vías respiratorias, afloja la flema, despeja las vías nasales y ayuda a mejorar los síntomas de las enfermedades respiratorias.

Sin embargo, demasiado tiempo en una ducha caliente puede dañar las células de queratina de la epidermis, la capa exterior de nuestra piel. El daño a estas células crea una piel seca e impide que las células retengan la humedad. Las duchas tibias están bien para la ducha diaria. La mejor alternativa es una ducha de contraste, donde se mezclan y se magnifican los beneficios para la salud tanto de la ducha fría como de la caliente. Primero, se toma el agua lo más fría posible y se permanece en ella durante un minuto. Luego, cambias el agua a tan caliente como puedas tolerar durante un minuto. Alternar entre un minuto de agua caliente y fría durante 3-5 ciclos.

Los beneficios provienen de que el agua fría vasoconstruye los vasos sanguíneos y hace circular toda la sangre en el medio del cuerpo. Luego el agua caliente vasodilata (abre) los vasos sanguíneos, y toda la sangre sale de nuevo. El bombeo de la sangre a través de los músculos y los órganos es excelente para ayudar a la regeneración y la desintoxicación.

K. Comprando Comida

140. Aprenda a Leer las Listas de Ingredientes de los Productos

La gente es más consciente de la salud que nunca, por lo que muchos fabricantes de alimentos utilizan la comercialización engañosa para tergiversar y convencer a la gente de que coma alimentos no saludables y procesados, lo que puede hacer que sea difícil diferenciar entre los alimentos basura mal etiquetados y los alimentos saludables.

Las etiquetas frontales de los productos atraen a la gente a comprar. Sin embargo, algunas de estas etiquetas son engañosas. Cuando veas un producto que te guste, ignora las afirmaciones sobre salud que aparecen en la parte frontal del paquete. Los estudios muestran que estas afirmaciones engañan a la mayoría de la gente al pensar que un alimento no saludable es saludable debido a las afirmaciones de salud. Por ejemplo, echemos un vistazo a los cereales de desayuno que son uno de los peores alimentos para la salud. Algunos dirán que están "Hechos con granos enteros" en el frente. Claro, en un momento dado ese cereal comenzó con granos enteros, pero después de procesarlo y agregarle azúcares, se convirtió en un alimento genéticamente modificado y ya no posee la mayoría de los beneficios originales para la salud. Es casi como decir que se puede comer una botella de plástico porque está hecha de plantas, porque hace millones de años había un bosque, que terminó enterrado, luego durante millones de años se convirtió en petróleo, y ese petróleo fue procesado en una botella de agua de plástico. Es esencial que los consumidores lean la lista de ingredientes de los productos que están considerando.

Los ingredientes que figuran en una etiqueta son de mayor a menor cantidad. Lo que significa que el primer ingrediente tiene la mayor concentración. Elija productos que contengan alimentos enteros como los tres primeros ingredientes, ya que constituyen la parte más sustancial de lo que está comiendo y evite los alimentos con largas listas de ingredientes. Si ves azúcar, granos refinados o aceites hidrogenados, en los primeros tres, entonces lo más probable es que sea comida chatarra. Además, si hay dos o tres líneas de ingredientes, eso también es un indicador de que la comida no es saludable.

Tengan en cuenta los tamaños de las porciones que figuran en el envase. La mayoría son engañosos y poco realistas. Por ejemplo, una pequeña bolsa de papas fritas puede decir 300 calorías por porción sugerida, y la bolsa es tan pequeña que se asume que la bolsa es una porción. Pero cuando miren la etiqueta, se sorprenderán al ver que consideran esa pequeña bolsa como tres porciones. Así que la cantidad real de calorías de la bolsa es de 900 calorías. Los fabricantes listarán porciones más pequeñas para hacerte pensar que el alimento tiene menos calorías y menos azúcar.

Las etiquetas de los productos saludables más comunes:

- Sin gluten (GF): Los alimentos libres de gluten son procesados y cargados con grasas y azúcares no saludables. Sin gluten no significa saludable. Dice que no contiene trigo, cebada, escanda o centeno.

- Multigrano: Esto significa que hay más de un grano, no que sean granos sanos. La mayoría de las veces, son granos refinados no saludables a menos que diga explícitamente grano entero.

- Light: Estos son usualmente altamente procesados, aguados o cargados con azúcar para darle sabor a la comida de la grasa que fue removida.

- Natural: Puede ser uno de los términos más engañosos, ya que todo empieza de forma natural. Simplemente significa que uno de los ingredientes proviene de un origen natural como el maíz, los frijoles, los plátanos, etc.

- Orgánico: Esto no significa que la comida sea más saludable. Significa que el producto está certificado para haber crecido en un suelo al que no se le aplicaron sustancias prohibidas tres años antes de la cosecha. Esto incluye la mayoría de los fertilizantes y pesticidas sintéticos. Los productos orgánicos todavía tienen pesticidas y fertilizantes sintéticos, pero se derivan de fuentes naturales como la cáscara de naranja. Según los datos del USDA, ambos tipos de productos están dentro del nivel de consumo seguro. Las investigaciones no han demostrado que los pesticidas utilizados en la agricultura orgánica sean más seguros que los pesticidas no sintéticos utilizados en la agricultura convencional. Al final, si los alimentos son procesados, lo más probable es que no sean saludables, y si se trata de azúcar, harina blanca o aceites vegetales, siguen haciendo el mismo daño a tu cuerpo.

- Fortificado o enriquecido: Lo que significa que se han añadido algunos nutrientes al producto. Al arroz y a las harinas se les suele añadir vitamina B, y a la leche se le añade vitamina D. De nuevo, sólo porque algo esté fortificado no significa que sea saludable.

- No hay azúcar añadido: Puede ser jugo de manzana o de naranja, que son naturalmente altos en azúcar y no son buenos para ti. También podría significar que se agregaron sustitutos de azúcar no saludables, que son mucho peores para su salud.

- Baja en calorías: Estos alimentos en su mayoría tienen la grasa eliminada y reemplazada por el azúcar, lo que es mucho peor para usted. Un producto etiquetado como bajo en calorías tiene que tener un tercio menos de calorías que el producto original. Estos productos también requieren más procesamiento, lo que disminuye la calidad de los alimentos.

- Cero grasas trans: En realidad, normalmente significa

que hay menos de 0,5 gramos por porción. A menudo, el tamaño de la porción listada se reduce lo suficiente como para cumplir con los criterios de esta etiqueta. Por ejemplo, una galleta grande puede tener 1,5 gramos de grasas trans, pero la compañía puede decidir que una porción es un tercio de la galleta y así poder decir que es cero grasas trans y aplicar la etiqueta aunque la mayoría de la gente no comería un tercio de una galleta.

- Bajo en grasa: Quitar la grasa de los alimentos y añadir azúcar en su lugar para dar sabor a la comida, lo que es mucho peor para su salud.

- Bajo en carbohidratos: La mayoría de los alimentos etiquetados como bajos en carbohidratos son alimentos chatarra altamente procesados, similares a los alimentos procesados bajos en grasa.

- Hecho con granos enteros: Revise la lista de ingredientes y confirme que los granos enteros son al menos uno de los tres primeros ingredientes. De lo contrario, el producto puede contener muy pocos granos enteros.

- Con sabor a fruta: Algunos alimentos procesados pueden referirse a un sabor natural, como la soda de cereza. Sin embargo, esto no significa que el producto contenga esa comida, sólo los productos químicos diseñados para tener ese sabor.

Las etiquetas de salud apelan a los deseos de salud de la gente. Sin embargo, estos términos de marketing engañan a la gente para que compren productos no saludables que creen que son buenos para su salud.

141. Evitar el Consumo Excesivo de "Alimentos Saludables"

La gente asume que los alimentos de los restaurantes "sanos" y de los mercados más saludables tienen menos calorías, por lo que tienden a comer este tipo de alimentos más libremente. Los alimentos orgánicos no siempre son saludables o bajos en calorías, incluso si son de Whole Foods. Si está en una caja, sigue siendo procesada, lo que significa que se puede descomponer y absorber fácilmente antes de que el estómago pueda enviar una señal al cerebro de que estás lleno, lo que lleva a un aumento de peso con el tiempo.

142. Evite Comprar Alimentos en Grandes Cantidades

El precio de los alimentos ha disminuido y se ha hecho más fácil de conseguir, por lo que comemos más. Las tasas de obesidad también han aumentado al bajar los precios de los alimentos. Los restaurantes y las grandes tiendas se han vuelto muy eficientes en la entrega de alimentos de bajo precio que engordan.

Las tiendas que venden alimentos a granel, como Sam's Club o Costco, pueden ayudar a ahorrar dinero, pero también pueden ayudar a aumentar la obesidad. Cuanto más grande sea la caja, la botella o la bolsa en la que viene la comida, más grande pensamos que debe ser el tamaño de la porción. Los estudios muestran que las personas que compran paquetes más grandes de caramelos, refrescos de cola, galletas, patatas fritas o casi cualquier alimento tienden a servirse porciones más sustanciales. Además, el almacenamiento de alimentos a granel hace que se coma más en un período más corto. Si vas a comprar grandes envases de comida, divide los paquetes dividiendo las galletas o las patatas fritas en bolsas más pequeñas para ayudar a reducir la tasa de consumo. Además, guarda las porciones extra en algún lugar fuera de la vista y más difícil de alcanzar, para que no las mires y pienses que necesitas comerlas.

143. Evite los Alimentos Sin Grasa

Parece razonable comprar alimentos sin grasa si se intenta perder peso, pero hacen más daño que bien. Los alimentos "dietéticos" están hechos con azúcares artificiales como la sucralosa y el aspartamo, y otros químicos. Aunque los alimentos y bebidas dietéticos son más bajos en calorías, las alternativas sin azúcar nunca han evitado el aumento de peso. Además, si los alimentos endulzados artificialmente contienen menos calorías que las versiones azucaradas, siguen activando los receptores dulces en el cerebro, lo que hace que las personas tengan antojos y coman más alimentos. Dado que la mayoría de las personas piensan que los alimentos dietéticos son más saludables, creen que tienen espacio para comer porciones adicionales de otros alimentos, lo que lleva a un consumo excesivo.

144. Comprueba el Perímetro de la Tienda de Comestibles

Compren alrededor del perímetro de las tiendas como una manera fácil de evitar los alimentos de conveniencia caros y poco saludables que se almacenan en el frente y en el centro. Los pasillos centrales contienen alimentos empaquetados y procesados, que tienden a ser más altos en sodio y más altos en calorías. Eso deja las secciones de productos y alimentos congelados, que ofrecen alternativas saludables y de bajo costo.

145. Alimentos Orgánicos

Las frutas y verduras orgánicas pueden tener un tercio de los pesticidas de los alimentos no orgánicos. Los alimentos orgánicos también tienen menos probabilidades de contener residuos de más de un plaguicida. La verdadera pregunta es, ¿se sumarán estas pequeñas dosis a un mayor riesgo para la salud a lo largo de los años y décadas? La verdad es que no estamos seguros. Pero estamos seguros de que la agricultura orgánica es mejor para el medio ambiente, y al apoyarla estás obligando a las empresas químicas a crear alternativas respetuosas con el medio ambiente. Los pesticidas de las frutas y verduras inorgánicas envenenan las mitocondrias de las células del cuerpo, por lo que no pueden quemar combustible, que se convierte en grasa. En promedio, las frutas y verduras orgánicas pueden contener un 12% más de compuestos vegetales saludables que las inorgánicas. Algunas frutas y verduras orgánicas pueden contener de 20 a 40% de antioxidantes por caloría que los alimentos inorgánicos. Por lo tanto, si usted está comiendo cinco porciones de productos orgánicos, podría ser como comer seis, sin consumir calorías adicionales. La mayoría de las investigaciones sobre si lo orgánico es más nutritivo no son concluyentes.

Por otro lado, los productos orgánicos tienen más toxinas naturales. Debido a que los agricultores orgánicos no utilizan insecticidas y herbicidas sintéticos, las plantas orgánicas empiezan a producir más toxinas naturales para protegerse. Desafortunadamente, estos pesticidas naturales pueden ser tan dañinos para las personas o incluso peores que los pesticidas sintéticos utilizados en la agricultura convencional. Por ejemplo, la solanina, una sustancia producida por las patatas cuando se vuelven verdes, puede enfermar si se ingiere demasiado.

La mejor opción es enjuagar a fondo todas las frutas y verduras bajo el agua corriente para eliminar los plaguicidas y las bacterias. Asegúrese de lavar las frutas y verduras con cáscaras no comestibles, como los cítricos y los melones, ya que si se cortan a través de la cáscara, los contaminantes entrarán en su interior.

Los productos químicos tóxicos también se acumulan en el suelo, el agua y nuestro cuerpo. Debido a la superpoblación, los productos químicos seguirán siendo utilizados en la agricultura para alimentar a la población mundial. Al comprar productos orgánicos, estamos contribuyendo menos a la contaminación. Si puedes permitirte pagar más y quieres menos toxinas, compra orgánico. Sin embargo, si el precio más alto va a impedirle comprar productos, compre lo que pueda pagar. El daño causado por no comer productos es mucho más alto que el que experimentarás por comer alimentos no orgánicos.

Algunas personas piensan que comer alimentos no orgánicos les hará enfermar debido a la exposición a los pesticidas y otros productos químicos. El miedo a los plaguicidas no debería impedirle maximizar su ingesta de productos. Por ejemplo, algunas personas pasan por alto el consumo de productos que no son orgánicos para comer alimentos procesados o carnes; eso es aún peor. Se pueden eliminar las toxinas de los productos, pero no se pueden eliminar de las carnes o los alimentos procesados. Las carnes pueden tener cientos de veces más pesticidas, herbicidas y, además, hormonas que los productos. Así que no vale la pena, comer productos agrícolas aunque no sean orgánicos, y siempre lavar la comida para reducir los niveles químicos a cantidades mínimas que probablemente nunca afecten al cuerpo.

146. Busca Palabras Clave

Ya sea que esté comprando alimentos o pidiendo un menú, busque palabras clave. Evite cualquier alimento etiquetado como frito, cremoso, empanizado, relleno o crujiente. En su lugar, pruebe algo hervido, al vapor, escalfado y horneado. Puede reducir significativamente las calorías de las comidas eligiendo alimentos que se preparen con métodos de cocción más saludables.

147. Usar el Autopago

El uso del autopago en las tiendas de comestibles disminuye las compras impulsivas en un 16,7% para los hombres y un 32,1% para las mujeres cuando escanean sus artículos y ejecutan sus tarjetas de crédito por su cuenta. Típicamente cuando esperas en la fila para pagar tus comestibles, las filas están llenas de bocadillos no saludables, lo que lleva a que el 80% de los dulces y el 61% de las compras de bocadillos salados no sean planeadas.

148. No Compres con Hambre

Comprar alimentos con el estómago vacío puede hacer que compres en exceso, aumentar la probabilidad de sucumbir a los antojos de alimentos no saludables e inhibir tu capacidad de tomar decisiones inteligentes sobre lo que quieres comer. Los investigadores descubrieron que los ayunos pueden llevar a las personas a tomar decisiones poco saludables, eligiendo una mayor cantidad de alimentos ricos en calorías. Coma antes de ir al supermercado para evitar comprar alimentos que no le ayuden a perder peso.

149. Haz una Lista de la Compra

Los compradores que hacen listas de la compra tienden a comprar alimentos más saludables y tienen un IMC más bajo que los que no lo hacen. Hacer una lista de la compra antes de ir al mercado ayuda a mantenerte organizado, lo que disminuye las compras impulsivas de alimentos procesados. Antes de ir al supermercado, haga un inventario de lo que tiene en su cocina y haga una lista de lo que necesita. Organízala por categorías para que puedas entrar y salir sin tener que gastar tiempo extra buscando, lo que puede llevar a la compra de comida chatarra.

150. Evitar los Alimentos Procesados

En los EE.UU., el 57,9% de los alimentos consumidos son alimentos ultra-procesados. Los alimentos ultra procesados incluyen pan, refrescos, bocadillos empaquetados, carnes procesadas, comida para llevar, comidas congeladas, cereales para el desayuno, pizza y alimentos con alto contenido de aditivos y bajo contenido de ingredientes no procesados. Las investigaciones muestran una correlación entre los alimentos procesados y el desarrollo de la obesidad, el cáncer, la diabetes, las enfermedades autoinmunes y la muerte. Un producto ultraprocesado está hecho de varios ingredientes procesados como colores, sabores, edulcorantes y emulsionantes. Los alimentos ultraprocesados carecen de nutrientes y proporcionan el 90% de nuestra ingesta de azúcar añadida. Sustituye un tazón de cereal o de cocina magra por una cena casera, y ahorra a tu cuerpo el daño de comer estos alimentos.

Los estudios muestran que las personas que están en una

dieta ultra-procesada, comen en promedio 508 calorías más cada día y ganan aproximadamente una libra de grasa corporal por semana. Las personas que no comen alimentos ultra procesados pierden alrededor de una libra por semana y muestran un aumento en el péptido de la hormona intestinal YY, que suprime el hambre y disminuye la hormona del hambre, la grelina.

Aún más interesante es que cuando se comparan los azúcares, las grasas, los carbohidratos, las proteínas y el sodio de cada dieta, son casi iguales. Así que si alguien cogiera un paquete de comida procesada y mirara los ingredientes, no se vería muy mal, y podría comprarlo, pensando que está bien comer. Los sabores y la familiaridad de las dietas son similares, pero las personas que comen alimentos procesados tienden a comer más rápido. Consumieron 17 calorías adicionales, o 7,4 gramos de comida por minuto, más que las personas que comen alimentos no procesados. Comer más rápido no permite que el tracto gastrointestinal registre la comida y le indique al cerebro que está lleno, lo que provoca que coma en exceso. Aunque la composición de macronutrientes de ambas dietas es similar, la dieta sin procesar contiene más proteínas y fibra. Mientras que la comida ultra-procesada tenía más carbohidratos, grasa, y era más alta en densidad de energía.

151. Consuma Alimentos Ricos en Nutrientes

El noventa por ciento de los estadounidenses piensan que comen de manera saludable a pesar de que más del setenta por ciento son obesos. Los alimentos que causan enfermedades constituyen la mayor parte de la dieta estadounidense estándar, con el treinta por ciento de las calorías de los productos animales y más del cincuenta por ciento de los alimentos procesados. Los alimentos procesados poseen solo el diez por ciento del contenido original de nutrientes de los alimentos integrales. Los alimentos integrales también se conocen como alimentos con micronutrientes, como frutas, verduras, nueces, semillas y legumbres. Los macronutrientes son todo lo demás.

Los micronutrientes alimentan el correcto funcionamiento del sistema inmunológico y permiten la desintoxicación y los mecanismos de reparación celular que nos protegen de las enfermedades crónicas. La densidad de nutrientes de su dieta determinará la densidad de nutrientes en los tejidos de su cuerpo. Los estudios demuestran que centrarse en la calidad de los alimentos, como comer alimentos ricos en nutrientes en lugar de contar calorías, es la forma más fácil de perder peso.

El Dr. Mark Fuhrman desarrolló The Aggregate Nutrient Density Index Scores (ANDI) para ayudar a las personas a seleccionar una dieta rica en nutrientes y perder peso más rápido.

El Dr. Fuhrman creó esta sencilla fórmula:

H= N/C (Salud = Nutrientes divididos por Calorías)

La ecuación demuestra cómo la salud se ve afectada por la densidad de nutrientes de su dieta. El consumo suficiente de micronutrientes (vitaminas, minerales y muchos otros fitoquímicos) es la clave para lograr una salud excelente sin una ingesta calórica excesiva.

El ANDI es una clasificación de alimentos comunes y cuántos nutrientes debe esperar que se entreguen a su cuerpo al comerlos. Es una guía de referencia rápida sobre qué alimentos tienen la mayor densidad de nutrientes por caloría, los que más promueven la salud y los más ricos en nutrientes. ANDI utiliza 34 parámetros nutricionales, a diferencia de las etiquetas de los alimentos que enumeran solo unos pocos nutrientes. Los alimentos en la escala se clasifican del 1 al 1000, y las verduras con mayor densidad de nutrientes obtienen una puntuación de 1000.

Comer varios alimentos vegetales es crucial para obtener una gama completa de requisitos nutricionales. También es vital para lograr la diversidad de micronutrientes, no solo un alto nivel de unos pocos micronutrientes aislados. Todos contribuyen al numerador (el número superior de la razón) en la ecuación H=N/C.

VEGETALES	
Col rizada y col rizada (1,5 tazas)	1000
Bok Choy (1,5 tazas)	824
Espinacas crudas (5 tazas)	739
Col China/Napa, (1.5 tazas)	704
Espinacas, cocidas (1.5 tazas)	697
Coles de Bruselas, cocidas (1,5 tazas)	672
Rúcula, cruda (5 tazas)	559
Rábano (6 artículos)	554
Brotes de soja, crudos (1 taza)	444
Repollo, crudo (1.5 tazas)	420
Lechuga romana (5 tazas)	389
Brócoli, crudo (1.5 tazas)	376
Pimiento, rojo, cocido (1.5 tazas)	366
Nabos, cocidos (1 pieza)	337
Zanahorias, cocidas (1.5 tazas)	336
Pimiento, rojo, crudo (1.5 tazas)	328
Verduras pequeñas mixtas (5 tazas)	300
Coliflor, cocida (1.5 tazas)	295
Pimienta, verde, cruda (1.5 tazas)	258
Alcachofa, cocida (1 pieza)	244
Espárragos, cocidos (1.5 tazas)	234
Calabacín, crudo (2.5 tazas)	209
Tomate, crudo (1 pieza)	164
Calabaza Butternut, (1.5 tazas)	156
Berenjena, cocida (1.5 tazas)	149
Brotes de bambú, enlatados (1 taza)	144
Okra, cocida (1.5 tazas)	139
Apio (2 artículos)	135
Brotes de alfalfa (1 taza)	130
Guisantes o guisantes, crudos (1,5 tazas)	127
Champiñones, cocidos (1.5 tazas)	119
Lechuga Iceberg (5 tazas)	110
Remolachas, cocidas (1.5 tazas)	97
Camote, cocido (1.5 tazas)	83
Judías verdes, cocidas (2 tazas)	74
Guisantes verdes, cocidos (1,5 tazas)	70
Pepino (1 artículo)	50
Cebollas, cocidas (.33 tazas)	50
Espagueti y Calabaza Bellota, (1.5 tazas)	49
Maíz, dulce, blanco, (1.5 tazas)	44
Patatas al horno con piel (1pieza)	43
Ñames, cocidos (1.5 tazas)	23
Aceitunas (3 artículos)	24

FRUTAS	
Fresas (1.5 tazas)	212
Moras (1.5 tazas)	178
Ciruelas (1.5 tazas)	157
Frambuesas (1.5 tazas)	145
Arándanos (1.5 tazas)	130
Papaya (1.5 tazas)	118
Naranja y Toronja (1.5 tazas)	105
Melón (1.5 tazas)	100
Kiwi (2 artículos)	97
Sandía (2.5 tazas)	91
Melocotón, Manzana & Mandarina (1 artículo)	73
cerezas (1.5 tazas)	68
Piña (1.5 tazas)	64
Albaricoques frescos (4 piezas)	60
Mango (1 artículo)	51
ciruelas pasas (.25 taza)	47
Peras (1 artículo)	46

melaza (1,5 tazas)	45
Nectarina (1.5 tazas)	41
Aguacate (medio)	37
Arándanos, secos, (.33 taza)	34
Uvas (1.5 tazas)	31
Plátano (1 artículo)	30
Albaricoques, secos, (.33 taza)	29
Higos, secos (.25 taza)	25
Dátiles y Pasas (.25 taza)	18
JUGOS	
Jugo de vegetales, regular (8 fl oz)	365
Jugo de zanahoria (8 onzas líquidas)	344
Jugo de tomate, regular (8 fl oz)	342
Jugo de granada (8 fl oz)	193
Jugo de naranja (8 onzas líquidas)	86
Cóctel de jugo de arándano (8 fl oz)	55
Jugo de manzana, sin azúcar (8 fl oz)	---
FRIJOLES	
Lentejas, hervidas (1 taza)	104
Frijoles rojos, hervidos (1 taza)	100
Frijoles Grandes del Norte, (1 taza)	94
Frijoles Adzuki, hervidos (1 taza)	84
Frijoles negros y Black Eyed Peas, (1 taza)	83
Hummus (.5 taza)	70
Frijoles pintos, hervidos (1 taza)	61
Edamame (1 taza)	58
Guisantes partidos, hervidos (1 taza)	58
Garbanzos/Garbanzos, (1 taza)	57
Habas, hervidas (1 taza)	46
Tofu (4 onzas)	37
Tempeh (4 onzas)	26

NUECES	
Nueces de Brasil y pecanas (.25 taza)	124
Pistachos, sin sal (.25 taza)	48
Almendras y maní, sin sal (.25 taza)	38
Nueces (.25 taza)	34
Avellanas o avellanas (.25 taza)	32
Anacardos, sin sal (0,25 taza)	27
Piñones/Pignolia (1 cucharada)	26
Nueces de macadamia, sin sal (0,25 taza)	17
MANTEQUILLAS DE NUECES	
Tahini y mantequilla de sésamo (2 cucharadas)	54
Mantequilla De Almendras, Anacardos Y Cacahuetes (2 cucharadas)	26
SEMILLAS	
Semillas de girasol (.25 taza)	78
Semillas de lino y semillas de sésamo (2 cucharadas)	---
Semillas de calabaza (.25 taza)	52
GRANOS	
Hojuelas de salvado (1 taza)	64
Avena, a la antigua, (1 taza)	53
Cebada, grano entero, (1 taza)	43
Arroz salvaje, cocido (1 taza)	43
Arroz integral, cocido (1 taza)	41
Pan de cereales germinados (1 rebanada)	39
Pan integral (2 rebanadas)	30
Bagel de Trigo Integral (1 pieza)	25
Granola (1 taza)	22
Harina de maíz, grano integral (.25 taza)	22
Quinoa, cocida (1 taza)	21
Pan de centeno (2 rebanadas)	20
Pasta integral, cocida (1 taza)	19
Avena, rápida, cocida (1 taza)	19

Pan Blanco (2 rebanadas) & Pasta Blanca, (1 taza)	18
Cuscús, cocido (1 taza)	15
Tortilla, harina/maíz (2 piezas, 52g)	14
Arroz Blanco (1 taza) & Tortitas de Arroz (7 piezas)	12
Saltinas (5 artículos)	11
Galletas Graham (cuadrados de 2 1/2")	8
MARISCOS	
Camarones, cocidos (4 oz)	48
Atún, aleta amarilla, cocido, (4 oz)	46
Langosta, cocida (4 oz)	43
Lenguado, cocido, calor seco (4 oz)	41
Salmón y Mahi-Mahi, cocido, (4 oz)	39
Pez espada, cocido, calor seco (4 oz)	38
Atún, en agua (4 oz)	36
Pargo, cocido, calor seco (4 oz)	35
Bacalao y mero, cocinado en seco (4 oz)	31
Vieiras, al vapor (4 oz)	24
Tilapia, cocida, calor seco (4 oz)	18
CARNE	
Bisonte, solomillo de primera. asado (4 onzas)	39
Pechuga de pollo, asada (4 oz)	27
Huevo (1 artículo)	27
Lomo de cerdo, entero, asado (4 oz)	23
Solomillo de res, 1/8" de grasa (4 oz)	20
Jamón, sin hueso, asado y cordero (4 oz)	17
Bacon & Bologna (2 oz) & Salchicha (4 oz)	14
LÁCTEOS	
Leche, baja en grasa 1% (8 oz)	28
Yogur natural, bajo en grasa (1 taza)	24
Leche Chocolatada (8 oz)	19
Yogurt de frutas, bajo en grasa (1 taza)	15

Queso, duro (2 oz)	15
Queso Cottage (1 taza)	13
Helado/Yogur Helado (1 taza)	9
SUSTITUTOS LÁCTEOS	
Leche de soja (8 onzas líquidas)	33
Leche de almendras (8 onzas líquidas)	19
Leche de Arroz (8 fl oz)	10
COMIDA RÁPIDA	
Pizza de queso (2 rebanadas)	17
Galleta con Huevo y Tocino, (1 pieza)	11
Hamburguesa con queso de comida rápida (1 artículo)	11
Filete de pescado, rebozado, frito (4 oz)	7
Papas Fritas a la Francesa, (2.5 oz)	7
MERIENDAS	
Barra de caramelo de chocolate amargo (1.5 oz)	34
Barra de caramelo de chocolate con leche (1.5 oz)	21
Palomitas de maíz, infladas con aire, sin sal (4 tazas)	—
Pretzels duros, salados (10 unidades, 60 g)	13
Rollitos de Frutas (1 artículo)	12
Budín de chocolate (1 taza)	11
Barra de granola (1 artículo)	11
Papas fritas y chips de maíz, (1 oz)	10
Pasta Tostadora (1 artículo) & Fig Bar (2 artículos)	8
Palomitas de maíz, reventadas con aceite, sin sal (4 tazas)	8
Hojaldres de maíz, con sabor a queso (1 oz)	8
Galletas con pepitas de chocolate, listas para comer (3)	7
Tarta de manzana, preparada (1 rebanada)	6
Pastel de chocolate con glaseado (1 rebanada)	5
ALCOHOL	
Cerveza (12 onzas líquidas)	7
Vino (4 onzas líquidas)	3

152. Evitar los Alimentos Enlatados

Si tiene la opción, siempre se prefieren los alimentos frescos o congelados a los enlatados. En general, los alimentos enlatados pueden proporcionar niveles de nutrientes similares a los de sus homólogos frescos o congelados. Es esencial leer la etiqueta y la lista de ingredientes porque los alimentos enlatados pueden tener un alto contenido de sal, azúcar o conservantes que a veces se agregan a los alimentos enlatados para mejorar su sabor, textura y apariencia.

Las latas que se utilizan para los alimentos enlatados suelen estar forradas con plástico que puede contener BPA, una sustancia química asociada con el aumento de peso, las enfermedades cardíacas y la diabetes de tipo 2.

153. Cuelgue un Espejo Junto a su Mesa

Los científicos han descubierto que comer alimentos no saludables en una habitación con un espejo era menos atractivo que en una habitación sin él. Además, cuando se les dio a elegir entre un plato saludable y uno no saludable, la mayoría de la gente optó por una comida saludable, lo que significa que la presencia de un espejo hace que los alimentos no saludables sean menos atractivos. Cuelgue uno en su cocina para desalentar el consumo de dulces y otros alimentos no saludables.

El hecho de tener que verse a sí mismo comiendo algo dañino lo hace responsable de su elección y desencadena el malestar provocado por normas sociales profundamente arraigadas. Este fenómeno sólo se aplica si se opta por comer alimentos no saludables, no con una alimentación saludable.

154. Limpia tu Paladar

La gente anhela segundos para los dulces u otros alimentos altos en calorías cuando el sabor persiste en sus bocas. Para limpiar tu paladar, come una menta o un chicle para quitarte el sabor de la boca. Esto no sólo eliminará el sabor de su boca, sino que también la mantendrá ocupada. Beber té, agua u otra bebida también ayuda a eliminar el sabor de tu boca.

155. Prepare su Comida Para Ayudarle a Perder Peso

La mayoría de las comidas consisten en proteína animal como plato principal con pequeñas guarniciones de verduras y almidones. En su lugar, reorganice el plato, de modo que las verduras sean el plato principal con pequeños lados de carne y carbohidratos. Al reorganizar el plato, automáticamente comerá menos calorías y consumirá más vitaminas y nutrientes saludables.

156. Comer de un Plato Rojo

Comemos menos cuando hay un mayor contraste de colores entre el plato y su comida. El color y el contraste pueden indicar tu apetito, determinar cuánto comes y, en última instancia, cuánto peso aumentas. Si comes de un plato con más contraste, como un plato rojo, comerás menos. En comparación, los comensales se servirán más comida si el color de su comida coincide con el color de su plato. Por lo tanto, si comes de un plato blanco, es más probable que te sirvas más arroz o pasta. Las investigaciones han demostrado que la gente que come de platos rojos come mucho menos, posiblemente debido a la asociación del color rojo con las señales de alto y otras advertencias hechas por los humanos. Por lo tanto, el color rojo puede desencadenar una reacción de parada, y terminas comiendo menos comida.

157. Comer de un Plato Más Pequeño

La gente tiende a comer toda la comida que pone en su plato. Podrías reducir tu ingesta calórica con un mínimo esfuerzo reduciendo el tamaño de tu plato, lo que haría que cargaras menos comida en tu plato. Al permitir que el plato controle el tamaño de las porciones, puede perder más de 10 libras al año o más (el promedio de la cena es de 800 calorías).

Otra forma de verlo es que en lugar de usar el tamaño promedio del plato de 11-12 pulgadas, use un plato de 9-10 pulgadas, lo que reduciría la cantidad de comida que se sirve a sí mismo en un 23%. Usar una cuchara más pequeña para comer o una cuchara de porción más pequeña puede reducir el 14% de cada comida, lo que lleva a una pérdida de peso adicional. Usar platos más pequeños engaña a tus ojos y a tu cerebro a pensar que estás comiendo más para que te llenes más rápido.

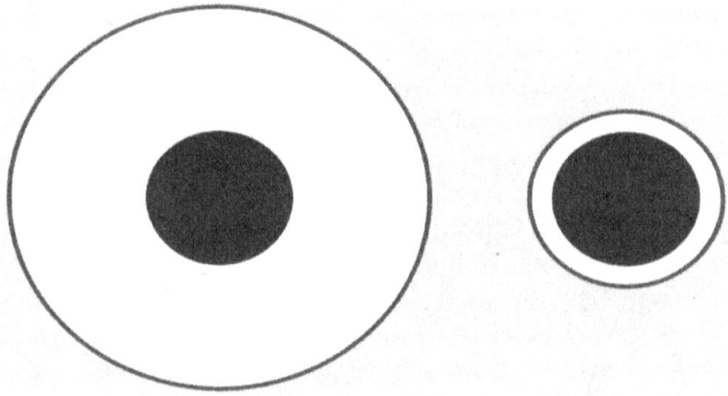

158. Usar platos más pequeños y tazas más grandes

Cuando tienes hambre, quieres llenarte la barriga. El uso de tazas más grandes para el té, el agua u otras bebidas sin calorías durante las comidas le animará a beber más líquidos en vez de comer en exceso alimentos sólidos que suelen tener más calorías. Llenar su estómago con más líquidos reducirá el apetito, la ingesta de calorías, evitará que coma en exceso y le ayudará a perder peso.

159. Usar una Placa de Control de Porciones

Las placas de control de porciones son una forma sencilla de darse una guía visual sirviéndose un plato nutritivo. El plato describe las porciones correctas de proteínas, frutas, verduras, granos, e incluso el postre. Las placas de porciones le dan indicadores visuales del tamaño para ajustar las porciones y comer los grupos de alimentos esenciales sin necesidad de adivinar.

Puedes construir tu plato de control de porciones con un marcador permanente haciendo que un cuarto del plato sea de frutas, verduras, granos y proteínas.

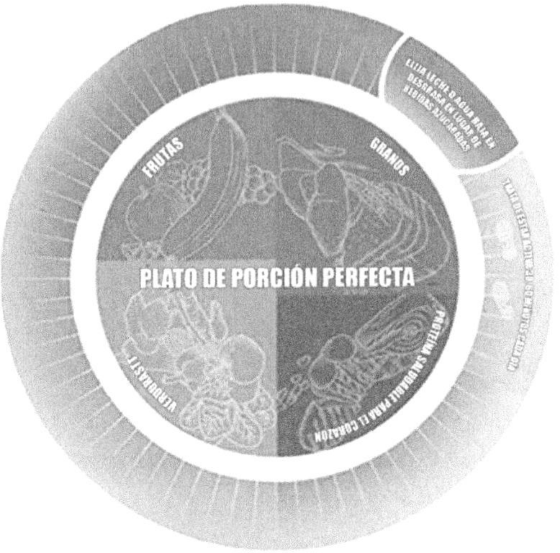

160. Evite las Dietas de Choque

Las dietas de choque le darán resultados a corto plazo, pero no a largo plazo. No sabotee sus objetivos de pérdida de peso a largo plazo con una dieta de choque. Las dietas de choque le roban la capacidad de hacer cambios de hábitos reales. Por lo general, para perder peso no tiene que comer menos. Tiene que comer saludablemente.

Para perder una libra por semana, tendrá que perder 3500 calorías por semana o 500 calorías por día. Cuente las calorías y recorte las porciones, pero no coma menos de 1.200 calorías por día o en realidad disminuirá su metabolismo en un 20% por día, y su cuerpo comenzará a quemar músculo para obtener energía. Cuanto menos músculo tengas, menos calorías quemarás en general.

L. Alimentos cotidianos para la pérdida de peso

161. Huevos

El Comité Asesor de las Guías Alimentarias Americanas ya no recomienda que limitemos el colesterol dietético. Las investigaciones han demostrado que tiene poco efecto en los niveles de colesterol en la sangre. Haz tortillas con el huevo entero. La yema contiene nutrientes que estimulan el metabolismo, vitaminas solubles en grasa, ácidos grasos esenciales y colina, un poderoso compuesto que evita que el cuerpo almacene grasa corporal alrededor del hígado. Comer huevos en el desayuno puede aumentar la sensación de saciedad y hacer que ingiera menos calorías durante un máximo de 36 horas de forma automática. Los huevos son baratos, fáciles de conseguir, y pueden ser preparados en cuestión de minutos. Una cuestión a tener en cuenta es que los pollos se crían en condiciones de hacinamiento, por lo que deben ser alimentados con antibióticos diariamente para evitar que se enfermen y que las hormonas crezcan más rápido. Todas estas sustancias químicas se traducen en los huevos, que son absorbidos por el cuerpo cuando los consumen.

162. Comer Frijoles

Los frijoles y las legumbres tienen un alto contenido de proteínas y fibras, lo que contribuye a la sensación de plenitud y a un menor consumo de calorías. Comer una porción diaria de guisantes, judías, lentejas o garbanzos ayuda a controlar los niveles de azúcar en la sangre. También contienen almidón resistente que se mantiene en los intestinos por más tiempo manteniéndolo satisfecho.

Algunas personas tienen dificultades para tolerar las legumbres y les da gases después de comerlas. Para ayudar a evitar este problema, remoje los frijoles en agua durante la noche, lo que activa las enzimas que digieren los azúcares de los frijoles que causan el gas, y aumenta el contenido de proteínas. También se pueden añadir hierbas como el epazote o el bicarbonato de sodio a los frijoles para descomponer algunos de los azúcares de los frijoles que producen gas natural. Otra estrategia es enjuagar los frijoles enlatados o remojados, desechar el agua de remojo, y usar agua fresca para cocinar los frijoles, drenando efectivamente la cantidad de azúcares que producen gas.

163. Comer Chocolate Negro

El chocolate negro contiene grasas saludables, antioxidantes, previene las caries y retarda la absorción del azúcar en el torrente sanguíneo. Esto ayuda a evitar un aumento de la insulina después de una comida, que de otra manera empujaría el azúcar directamente a las células grasas. Los picos de insulina evitan la quema de grasa y dan hambre varias horas después, lo que puede causar resistencia a la insulina y diabetes.

Esto sólo funciona si comes chocolate con al menos un 70% de cacao. El chocolate blanco y con leche está cargado de azúcar y es malo para ti. Coma un cuadrado de chocolate negro del tamaño de su uña del pulgar 20 minutos antes y cinco minutos después de la comida para reducir su apetito hasta en un 50%.

Comer un trozo de chocolate negro antes de una comida desencadena hormonas que le dicen a tu cerebro que estás lleno, por lo que comes menos.

164. Avena

La avena es un súper alimento para perder peso, alto en proteínas, bajo en calorías, baja el colesterol y alto en fibra, por lo que pasa lentamente a través de tu tracto digestivo. La avena en sí misma puede ayudarte a perder peso porque te ayudará a sentirte lleno durante más tiempo que otros alimentos, y la alta fibra aumenta el número de calorías que quemas cada día. La avena cortada en acero es el tipo de avena con el contenido más elevado de proteínas y fibras. Aunque la diferencia nutricional entre la avena rápida, la avena pasada de moda y la avena cortada en acero es insignificante. Remojar la avena cruda en agua o cualquier leche durante la noche (avena nocturna) es más fácil de digerir que la avena cocida.

165. Espirulina

La espirulina es un alga microscópica azul-verde de una sola célula que es una de las primeras formas de vida en el planeta. La espirulina es un suplemento de algas marinas de alto contenido proteico que se suele secar y vender en polvo. La espirulina seca es 60% de proteína y una proteína completa. Una cucharada tiene 4 gramos de proteína y un requerimiento diario de vitamina B12, que puede fomentar la pérdida de peso al darle más energía, impulsar su metabolismo, estimular su sistema inmunológico y aumentar la pérdida de peso. La espirulina se considera un "superalimento" debido a su amplia gama de nutrientes, incluyendo proteínas, ácidos grasos esenciales, vitaminas B, C, E y clorofila.

A menudo, cuando se siente hambre, el cuerpo está creando el efecto porque está buscando llenar su propia necesidad de nutrientes. Cuando te alimentas regularmente con alimentos de mala calidad, tu cerebro desencadena tu apetito para encontrar lo que quiere. La espirulina aumentará la concentración de nutrientes en su cuerpo y puede reducir el hambre y los antojos en el proceso. La proteína de la espirulina tiene una alta biodisponibilidad, lo que le permite ser absorbida cuatro veces más que la carne de vacuno, lo que hace que la espirulina sea ideal para construir músculo, lo que a su vez le ayuda a quemar más calorías.

La espirulina es una fuente rica en ácidos grasos Omega-3 y

ácido gamma-linolénico (GLA). El GLA puede ayudar a regular el azúcar en la sangre y a controlar los niveles de insulina, lo que minimiza el consumo de carbohidratos y ayuda a perder peso. La espirulina ayuda con el colesterol alto, los triglicéridos altos, el trastorno por déficit de atención e hiperactividad, la fatiga, las infecciones virales y el cáncer.

M. Vegetales

166. Coma Más Vegetables

Si tu cuerpo requiere 2100 calorías al día, tendrías que comer 420 tallos de apio, 105 zanahorias y 26 huevos o sólo 1¼ taza de mantequilla de maní para satisfacer tus necesidades energéticas diarias. Por lo tanto, llenarse de vegetales hace que consumas muchas menos calorías y pierdas peso. Siempre que sea posible, sustituya las carnes en los platos por verduras. Por ejemplo, cambie la calabaza por carne en la lasaña.

El aumento del consumo de verduras con alto contenido de fibra aumenta la pérdida de peso, en comparación con las dietas bajas en alimentos con alto contenido de fibra. Estas verduras no sólo son súper saciantes, sino que también están llenas de antioxidantes antiinflamatorios y desplazan a los bocadillos altos en calorías como las patatas fritas y los pretzels, que son deficientes en nutrientes.

167. Verdolaga

La verdolaga es una hierba que crece en muchas partes del mundo y se puede comer cruda o cocida como verdura muy nutritiva. La verdolaga es mucho más alta en ácidos grasos omega-3 que otras verduras. Además, contiene altas cantidades de ALA y trazas de EPA, una forma más biológicamente activa de omega-3. La verdolaga está cargada de minerales vitales, como potasio, magnesio y calcio. Las investigaciones muestran que el alto contenido de fibra y la alta densidad de nutrientes de la verdolaga ayudan a promover la pérdida de peso.

168. Cilantro

El cilantro es un súper alimento con alto contenido de proteínas, calcio, magnesio, manganeso, potasio, vitaminas A, C, E, y K, y vitaminas B. Es un diurético natural que desintoxica los riñones, el hígado y los tejidos. Reduce la hinchazón y la retención de agua, promueve la pérdida de peso y estabiliza el azúcar en la sangre. Todos estos atributos ayudan a sentirse saciado, ayudan a la digestión y ayudan a restaurar la flora intestinal natural. La hoja de cilantro toma más energía para digerirla que para comerla, por lo que es un alimento de calorías negativas.

La hoja de cilantro contiene aceite que ayuda a deshacerse de los hongos intestinales, la levadura y las infecciones bacterianas que limitan la pérdida de peso. La hoja reduce la presión sanguínea y los niveles altos de colesterol, mejorando el sistema circulatorio y el metabolismo. También contiene polifenoles que eliminan las células grasas del hígado, lo que ayuda a las personas a deshacerse de los depósitos de grasa más rápidamente mientras hacen dieta.

El alto contenido de hierro en la hoja de cilantro ayuda a purificar la sangre y a mejorar la función renal y hepática, promoviendo la pérdida de peso

El cilantro tiene un alto contenido de zeaxantina, luteína y criptoxantina, que ayudan a prevenir la ceguera y a mantener sanas las pequeñas arteriolas que previenen la celulitis, la neuropatía diabética y la hinchazón. También tiene quercetina, que reduce el colesterol y la presión arterial alta, y mejora la función metabólica

La hoja de cilantro es alta en fibra y clorofila, lo que ayuda a desintoxicar las células del cuerpo, previene el tipo de inflamación que desalienta el ejercicio, y causa el aumento de peso.

169. Coma Pimientos Picantes.

Añadir pimientos picantes a las comidas puede ayudar a perder peso, aumentando el metabolismo y quemando la grasa. La capsaicina es el ingrediente activo de los pimientos que los hace picantes. El calor generado por los pimientos puede aumentar el consumo de calorías almacenadas y oxidar las capas de grasa.

Comer pimiento rojo o chiles molidos causa termogénesis, lo que acelera el metabolismo. La termogénesis es el calor creado por tu cuerpo mientras digiere los alimentos y representa el 10-15% de todas las calorías que quemas en un día. Sólo comer 0,9 gramos (1/10 de una cucharadita o una pequeña pizca) de pimiento rojo molido con una comida le hará comer un 16% menos de calorías porque el calor creado por el chile aumenta la saciedad.

A medida que envejecemos, perdemos nuestras papilas gustativas, comer pimientos intensifica los sabores, haciendo que comer sea más placentero mientras que ayuda a aumentar el metabolismo, a perder peso y a aumentar la sensación de saciedad. La plenitud es una de las principales razones por las que la capsaicina funciona.

170. Ruibarbo

El ruibarbo es un vegetal con alto contenido de fibra, vitamina C, vitamina K, potasio, manganeso, calcio, polifenoles (que pueden actuar como antioxidantes), zeaxantina y luteína. El ruibarbo es bajo en calorías, alto en fibra, ayuda a la pérdida de peso, mejora la circulación, previene el Alzheimer, combate el cáncer, mejora la digestión, ayuda a controlar la diabetes y ayuda a reducir el colesterol. El ruibarbo aumenta el efecto del hierro de los productos lácteos, lo que hace que el cuerpo almacene menos grasa y tiene un efecto laxante, lo que ayuda en la pérdida de peso. Además, la fibra ayuda a sentirse lleno más rápido, lo que puede reducir aún más la ingesta calórica total y promover la pérdida de peso.

171. Comer Zoodles

Los fideos de calabacín se parecen a los espaguetis, pero son una alternativa natural, baja en calorías y densa en nutrientes a los tradicionales fideos de trigo. Comer zoodles sobre la pasta reduce 480 calorías por cada dos tazas de pasta, mientras que dos tazas de fideos de calabacín tienen 66 calorías y el doble de fibra. Los fideos zoodles saben tan bien como un tazón de espaguetis, y pueden ayudarle rápidamente a alcanzar sus objetivos de pérdida de peso. Los fideos de calabacín pueden hacerse en minutos usando una calabaza y un espiralizador de cinco dólares.

172. Calabaza Espagueti

Cuando estás de humor para platos de pasta o lasaña, los espaguetis de calabaza son un sustituto saludable. Tiene un 75% menos de calorías que una taza de pasta normal y tiene un índice glucémico mucho más bajo. El calabacín espagueti es bajo en calorías, alto en fibra, muy nutritivo y ayuda a promover la pérdida de peso.

173. Pimientos

Los pimientos son bajos en calorías, almidón, y están cargados de vitaminas A y C, potasio, ácido fólico, fibra, y los picantes tienen capsaicina. Los pimientos empiezan verdes, se vuelven amarillos, naranjas y luego rojos. Los rojos completamente maduros tienen casi 11 veces más betacaroteno y 1,5 veces más vitamina C que los verdes. La vitamina C contrarresta las hormonas del estrés, que desencadenan el almacenamiento de grasa en la sección media. También reduce el colesterol y el azúcar en la sangre para ayudar a controlar el apetito.

174. Remolacha

La remolacha es un superalimento denso en nutrientes que puede ayudar a aumentar la longevidad, ayudar en la pérdida de peso, prevenir la enfermedad de Alzheimer, y prevenir enfermedades crónicas, como el cáncer. La remolacha tiene un alto contenido de fibra, vitamina C, magnesio, folato y puede añadir años a su vida útil si se consume con regularidad.

La remolacha reduce el colesterol, es alta en fibra, lo que ayuda a mejorar la digestión y puede ayudar a perder peso. La remolacha aumenta los niveles de testosterona, una hormona que promueve la pérdida de tejido graso y aumenta la masa muscular, y es rica en magnesio que mejora el funcionamiento de los nervios y los músculos. A medida que su masa muscular crece, el músculo adicional quema más calorías que la grasa, ayudándole a perder peso. La remolacha contiene fitonutrientes conocidos como betalainas (betanina y vulgaxantina), que son útiles para reducir la inflamación, desintoxicar el organismo y suministrarle antioxidantes.

La remolacha está cargada de nitratos, que el cuerpo convierte en óxido nítrico. El óxido nítrico vasodilata los vasos sanguíneos, lo que aumenta el flujo sanguíneo, lo que resulta en un 16% más de resistencia durante la actividad física. Debido a que reduce el colesterol, aumenta las erecciones de los hombres durante las relaciones sexuales y les ayuda a durar más tiempo en la cama, se ha ganado el título de "Viagra de la naturaleza". Los fitonutrientes de la remolacha, como las betalinas, son preventivos del cáncer.

La remolacha también se considera un alimento para el cerebro que retarda los efectos de la demencia y la enfermedad de Alzheimer. El alto contenido de nitratos de las remolachas aumenta el flujo sanguíneo a la materia blanca de los lóbulos frontales del cerebro, regiones vinculadas a la degeneración de la demencia y otros trastornos cognitivos. El ácido fólico también protege contra la enfermedad de Alzheimer al prevenir los daños en el hipocampo, que el cerebro dedica a la memoria y el aprendizaje.

175. Brócoli

Una taza de brócoli contiene 30 calorías, lo que significa que tendrías que comer 11 tazas de brócoli para igualar las calorías de una taza de pasta. Una taza de brócoli crudo te da el 100 por ciento de la vitamina C y la vitamina K diarias, contiene folato, vitamina A, vitamina B6 y potasio.

El brócoli tiene varios nutrientes que ayudan a la pérdida de peso. La vitamina C se utiliza para sintetizar el aminoácido carnitina, que es esencial para metabolizar las grasas en energía. Las personas que no consumen suficiente vitamina C quemarán menos grasa durante el ejercicio.

El calcio estimula la descomposición de la grasa almacenada, reduce la producción de nuevas células de grasa y evita que algunas grasas se absorban al unirse a ellas en el intestino. El consumo de calcio y vitamina C juntos estimulará su metabolismo.

El cromo ayuda a regular la actividad de la insulina. A través de esta función, ayuda al metabolismo de los carbohidratos y aumenta la pérdida de peso. Una taza de brôcoli cocido tiene 22 microgramos de cromo, que es aproximadamente dos tercios de la ingesta diaria recomendada.

Una taza de brócoli tiene cinco gramos de un tipo especial de fibra que aumenta la digestión, la absorción y el almacenamiento de los alimentos. Finalmente, el brócoli tiene fitoquímicos que contienen azufre llamados sulforafano e indol-3-carbinol que desencadenan la pérdida de peso por quema de grasas.

N. Frutas

176. Manzanas

Comer una manzana de tamaño medio con la piel puesta contiene más de 4 gramos de fibra, que es aproximadamente una quinta parte de nuestras necesidades diarias. Las manzanas son ricas en pectina, una potente fibra que ralentiza la digestión de los alimentos y te hace sentir más lleno con menos calorías. Los estudios muestran que comer manzanas o peras antes de las comidas te ayudará a comer menos calorías totales, resultando en una pérdida de peso significativa.

177. Frutas de Hueso

Las frutas de hueso, también conocidas como drupas, son frutas de temporada con un exterior carnoso y un hueso o una semilla en su interior. Incluyen cerezas, nectarinas, ciruelas y melocotones, que combaten la inflamación y protegen contra la diabetes, el síndrome metabólico, las enfermedades cardíacas y la obesidad. Los compuestos naturales de las frutas de hueso trabajan en diferentes células del cuerpo, incluyendo células grasas, células inmunes y células que revisten el sistema circulatorio, para protegerlas del envejecimiento y las enfermedades. Las frutas de hueso tienen un bajo índice glucémico, son bajas en calorías y tienen un alto contenido de nutrientes como las vitaminas C y A, que ayudan a las personas a perder peso. Es mejor comer fruta de hueso madura. A medida que maduran, el contenido de nutrientes aumenta.

178. Cerezas Ácidas

Tanto las cerezas dulces como las ácidas contienen antocianinas y otros flavonoides naturales, pero las cerezas ácidas tienen más por porción. Por lo tanto, el jugo de cereza agria es mucho más saludable. Los investigadores de la Universidad de Michigan completaron un estudio de 12 semanas con ratas que fueron alimentadas con cerezas ácidas y encontraron que perdieron el 9% de su grasa en el estómago en comparación con las alimentadas con una dieta occidental. Los investigadores creen que esto es causado por el alto contenido de antocianinas de las cerezas ácidas, un flavonoide con un potente antioxidante y actividad antiinflamatoria.

179. Maracuyá

El Maracuyá es casi un tercio de fibra y tiene enzimas que ayudan a reducir el colesterol, regular el azúcar en la sangre, mantener el intestino sano y desintoxicar el cuerpo. Las semillas en su interior contienen piceatannol, una sustancia química que mejora la presión arterial y la sensibilidad a la insulina. La fruta tiene un alto contenido de vitaminas A, C, E, hierro y potasio.

El alto contenido de vitamina A y betacaroteno del Maracuyá ayuda a combatir la inflamación, mejorar la vista y estimular el sistema inmunológico. La vitamina C ayudará a proteger la glándula pituitaria de los daños y ayuda a la piel a conservar su elasticidad después de perder peso. La vitamina E reduce el dolor de las articulaciones para que puedas hacer ejercicio sin dolor, y también mejora la función metabólica general de tu cuerpo. La combinación de antioxidantes del Maracuyá ayuda a disolver los depósitos de grasa y a reducir la celulitis.

El hierro ayuda a mantener el cuerpo bien oxigenado para que pueda funcionar al máximo. También es necesario para la respiración celular y la desintoxicación. El potasio ayuda a regular la presión arterial y el metabolismo. El Maracuyá también tiene un alto contenido de magnesio, cobre y fósforo, que son vitales para su sistema neurológico, previene la piel seca y la pérdida de cabello que a menudo ocurre durante las dietas.

180. Plátanos

Los plátanos son muy versátiles, convenientes y son un excelente sustituto de las barras energéticas, que a menudo contienen mucha azúcar y productos químicos. Algunos tipos de plátanos pueden añadirse crudos o cocinados a una amplia variedad de platos. Aunque los plátanos son más densos en calorías que la mayoría de las otras frutas, también son más densos en nutrientes, ya que suministran potasio, magnesio, manganeso, fibra, numerosos antioxidantes y vitaminas A, B6 y C.

Algunas personas evitan los plátanos cuando tratan de perder peso debido a su alto contenido de azúcar y calorías. Aunque un plátano contiene un promedio de 27 gramos de carbohidratos, puede ayudar a prevenir el aumento de peso porque es bajo en calorías (105) y tiene tres gramos de fibra. Los plátanos tienen un bajo índice glucémico, combaten los calambres musculares, reducen la hinchazón, regulan el peso, controlan los niveles de insulina, mantienen baja la presión sanguínea, ayudan a superar la depresión y previenen la acidez.

Los estudios demuestran que comer un plátano al día reduce el azúcar en la sangre, especialmente para los diabéticos y los niveles de colesterol.

Los niveles de nutrientes aumentan en los plátanos a medida que maduran. Los plátanos con manchas oscuras son ocho veces más eficaces para mejorar el sistema inmunológico que los plátanos de piel verde. Además, cuanto más madura la banana, más fina y dulce se vuelve la cáscara. Eso se debe al etileno, una hormona natural de la planta que las frutas liberan a medida que maduran. El etileno interactúa con los azúcares y la fibra de la piel del plátano, cambiando los azúcares complejos en azúcares simples y descomponiendo la pectina, una fibra de los plátanos que los mantiene rígidos. Por eso, cuanto más viejo es el plátano, más endeble se siente. Al mismo tiempo, otras hormonas descomponen los pigmentos verdes de la cáscara, volviéndolos amarillos y eventualmente marrones.

En la mayoría de los países occidentales, estamos

acostumbrados a tirar las cáscaras de los plátanos a la basura, pero en la mayoría de los demás países, la gente aprovecha sus beneficios nutricionales. Tiene un alto contenido de vitamina B6 y B12, magnesio, potasio y algo de fibra y proteína. Las cáscaras de plátano también tienen varios compuestos bioactivos como polifenoles y carotenoides.

Antes de comer una cáscara de plátano, lávela para eliminar los pesticidas. Las cáscaras de plátano se suelen cocinar, hervir, freír, comer crudas o poner en una licuadora para batidos. No son tan dulces como la carne del plátano, pero se vuelven más dulces a medida que la cáscara madura. Cuando se agrega a un batido, la piel es casi imperceptible, y le da a sus batidos una deliciosa textura gruesa como un batido de helado.

181. Kiwi

Un kiwi tiene tanta vitamina C como tres naranjas. También tiene vitamina E, folato, fibra prebiótica y una enzima natural llamada actinidina que ayuda a la digestión descomponiendo las proteínas en el cuerpo. Los estudios señalan que el kiwi puede ayudar a controlar el azúcar en la sangre, mejorar el colesterol, alimentar a las bacterias del intestino y aumentar la pérdida de peso. Los estudios también muestran que comer dos kiwis al día disminuirá el tamaño de su cintura 1 cm por mes.

182. Toronja

La Toronja se hizo cruzando un pomelo con una naranja en el siglo XVIII, y tiene un alto contenido de pectina. La mitad de una toronja tiene sólo 39 calorías pero proporciona el 65% de la ingesta diaria recomendada (RDI) de vitamina C, y la toronja rojo tiene el 28% de la RDI de vitamina A. También tiene ácido fólico, potasio y licopeno, un fotoquímico que protege las paredes arteriales del daño oxidativo.

La toronja tiene un índice glucémico (IG) muy bajo, lo que significa que libera el azúcar en el torrente sanguíneo lentamente ayudándole a perder peso, reducir la grasa corporal y disminuir el consumo de alimentos. Los estudios muestran que comer media toronja unos 30 minutos antes de las comidas reduce la ingesta de calorías, disminuye el colesterol, reduce la presión arterial y disminuye el peso corporal en un 7,1%.

183. Guayaba

La guayaba es una de las frutas con mayor contenido en proteínas del mundo. También tienen un alto contenido de vitamina C, licopeno, manganeso, folato, potasio, fibra, y tienen un alto contenido de agua. La combinación de alta proteína y fibra ayuda a retardar la digestión, lo que ayuda a mantenerte saciado por más tiempo, evitando que comas en exceso, regulando tu metabolismo y aumentando de peso. Las guayabas son bajas en azúcar en comparación con otras frutas populares como las naranjas, las uvas y las manzanas. También tienen alrededor del 12% de sus necesidades de fibra dietética, lo que mejora la digestión y promueve aún más la pérdida de peso saludable.

184. Granada

La granada tiene un alto contenido en vitaminas como B, C, K y fibra. También tiene punicalagina, un compuesto quimioprotector que reduce los carcinógenos de la unión a las células. Sus antioxidantes ayudan a protegerse contra las enfermedades del corazón, a reducir el colesterol y a mejorar la función inmunológica. Las granadas contienen nitratos que se convierten en nitrito, lo que provoca la vasodilatación y, por consiguiente, un mayor flujo de sangre en todo el cuerpo. Este aumento del flujo sanguíneo mejora la memoria, el rendimiento deportivo y la recuperación después del ejercicio. La granada también tiene polifenoles y ácido linolénico conjugado, que ayuda a quemar la grasa, a estimular el metabolismo y a suprimir el apetito.

185. Sandía

La sandía es 90% agua, lo que ayuda al cuerpo a mantenerse hidratado, le ayuda a sentirse lleno, reduce los antojos entre comidas y le hace perder peso. Una porción de 100 gramos de sandía tiene sólo 30 calorías. También tiene un alto contenido de arginina, un aminoácido, que quema la grasa, y disminuye la acumulación de grasa.

Las cáscaras y semillas de sandía también tienen importantes beneficios para la salud. Son altas en fibra, vitaminas B y C, y altas en citrulina, un compuesto ligado a múltiples beneficios para la salud. En particular, la citrulina se convierte en arginina, que es vital para el corazón y mejora la circulación dilatando los vasos sanguíneos, lo que mejora el suministro de oxígeno a los músculos y mejora el rendimiento del ejercicio.

186. Bayas

Las bayas tienen un alto contenido de antioxidantes, fibra, nutrientes y agua, pero son bajas en "densidad energética", o calorías concentradas, para ayudarle a sentirse lleno y satisfecho después de comer. Las bayas también tienen un alto contenido de polifenoles, una poderosa sustancia química que disminuye la formación de células grasas y elimina la grasa abdominal. Algunas bayas como las boysenberries, las frambuesas negras, las marionberries, las frambuesas rojas y las fresas son alimentos super-antioxidantes con altos valores de capacidad de absorción de radicales de oxígeno (ORAC). Las bayas son ricas en vitamina C. Las bayas de color oscuro tienen un alto contenido de ácido elágico, que mata algunos tipos de células cancerígenas. Las frambuesas son una fuente rica en cetonas que aumentan los antioxidantes que queman las células grasas.

Las bayas obtienen su color brillante de las antocianinas, un tipo de flavonoide de la clase de fitonutrientes polifenoles. Las antocianinas son antioxidantes potentes conocidos como depuradores de radicales. Ayudan a combatir la oxidación, un proceso natural asociado con las enfermedades del corazón, el cáncer y el envejecimiento.

187. Aguacate

Los aguacates son un tipo de baya de México, pero a diferencia de las fresas u otras bayas, sólo tienen una semilla. Los aguacates son ricos en vitaminas C, E, K, potasio y folato. También contienen niacina, riboflavina, cobre, magnesio, manganeso, antioxidantes, y contienen casi 20 veces más fitoesteroles solubles en grasa que otras frutas. Los aguacates son también la fruta con el mayor contenido de grasa, 15% en peso. Contienen altas cantidades de grasas monoinsaturadas saludables para el corazón, similares a las que se encuentran en el aceite de oliva.

Los aguacates son un súper alimento, especialmente para la pérdida de peso. Debido a que los aguacates son altos en fibra y grasa, ayudan a que te sientas satisfecho y a que te sientas lleno por más tiempo. Las grasas se queman a un ritmo mayor que otros tipos de grasas, aumentan la quema de grasa, provocan la quema de calorías después de comer, y reducen el apetito y disminuyen el deseo de comer después de una comida. Los estudios muestran una disminución del 40% del apetito durante varias horas y una disminución del almacenamiento de grasa en el vientre después de comer medio aguacate.

188. Tomate

Los tomates son una fruta rica en vitaminas A, B6 y C, fibra, proteínas, hierro, licopeno, manganeso y potasio. Ayudan a reducir la retención de agua y a combatir la resistencia a la leptina. Ser resistente a la leptina hará que sea difícil perder peso. Los tomates son bajos en calorías, alrededor de 22 calorías para un tomate de tamaño promedio y un supresor del apetito. Debido a que son un alimento de "alto volumen", tienen grandes cantidades de aire, agua y fibra. Los tomates son un sustituto de relleno bajo en calorías para los lácteos y las carnes de alto contenido calórico. Comer tomates le hará sentirse lleno, reducirá su consumo de calorías y creará un déficit de calorías necesario para perder peso.

O. Granos

189. Productos Libres de Gluten

El gluten es un nombre genérico para las proteínas que se encuentran en el trigo (bayas de trigo, escanda, durum, sémola, emmer, farina, graham, farro, einkorn y trigo khorasan), la cebada, el centeno y el triticale (un cruce entre el centeno y el trigo). El gluten da estructura a los alimentos, actúa como un pegamento para ayudar a los alimentos a mantener su forma.

Hasta el 6% de la población mundial tiene intolerancia al gluten. Las personas con enfermedad celíaca no pueden tolerar el gluten, e incluso un pequeño crouton es suficiente para causar problemas. El gluten hace que el sistema inmunológico ataque y dañe el intestino delgado, impide la absorción de los nutrientes de los alimentos, causa daños en los nervios, osteoporosis, convulsiones e infertilidad. Algunas personas son sensibles al gluten, lo que provoca síntomas similares y aumento de peso. En estos casos, eliminar el gluten de su dieta sería beneficioso y puede llevar a la pérdida de peso debido a la reducción de la inflamación y la retención de agua.

Los productos sin gluten son beneficiosos para quienes los necesitan, pero no son más saludables que los alimentos que contienen gluten. Los alimentos sin gluten tienden a ser muy procesados, más caros y no aportarán ningún beneficio, o muy poco, a la mayoría de las personas que no tienen intolerancia al gluten. Las dietas sin gluten no son automáticamente mejores para ti. Los alimentos etiquetados como libres de gluten (GF) tienden a tener más calorías, grasa extra y azúcar añadida para dar sabor

190. Trigo Kamut

El trigo khorasan es un grano antiguo, también conocido como kamut. Está lleno de ácidos grasos omega-3, proteínas y es bajo en calorías, pero no está libre de gluten. El kamut tiene un 30% más de proteínas que el trigo normal, reduce el colesterol, el azúcar en la sangre y las citoquinas, que causan inflamación. Si vas a comer trigo, come Kamut, es rico en proteínas, fibra, zinc, magnesio, y ofrece una variedad de beneficios potenciales.

191. Hacer Que El Arroz Blanco Sea Más Saludable

Para reducir las calorías en un tazón de arroz blanco en un 60%. Añade una cucharadita de aceite de coco a cada media taza de arroz blanco. Después de que esté cocido, guárdelo en la nevera durante 12 horas, y sírvalo frío o recalentado. A medida que el arroz se enfría, los azúcares del arroz empiezan a formar enlaces estrechos llamados "almidón resistente". Como se mencionó anteriormente, este almidón es resistente a la digestión, por lo que el cuerpo no es capaz de absorber muchas calorías. Al cocinarse el arroz, la grasa del aceite se filtra en el arroz y hace que el arroz sea aún más resistente a la digestión.

192. Cambie su Arroz

Mi buen amigo Spencer me dijo una vez que tenía que comer arroz blanco todos los días o se sentía débil. El arroz blanco es un alimento básico para muchas personas, pero tiene un valor nutricional bajo, es rico en arsénico tóxico (todo tipo de arroz, especialmente el arroz integral) y tiene un índice glucémico alto, por lo que promueve el aumento de peso.

Afortunadamente, hay varias alternativas como:

- **Coliflor enriquecida**

Enriqueciendo la verdura llena de fibra, baja en carbohidratos y baja en calorías es una alternativa para el arroz. La coliflor tiene un alto contenido de vitamina C, potasio e incluso proteínas vegetales. Además, la textura de la coliflor cocida es tan similar a la del arroz que apenas notará la diferencia.

- **Col Picado**

La col picada es baja en calorías y carbohidratos con un sabor suave que combina con muchos estilos de cocina. Es una excelente fuente de vitaminas C (31% del valor diario) y K (68% del valor diario), en una ración de media taza (75 gramos). La vitamina K es esencial para la coagulación de la sangre y la salud de los huesos.

- **Quinua**

La quinua es una semilla, no tiene gluten y tiene muchas más proteínas que el arroz. Una porción de 1/2 taza (92 gramos) de quinua cocida tiene el doble de proteínas (4 gramos) que el arroz. La quinua es una proteína completa, por lo que tiene los nueve aminoácidos esenciales que su cuerpo necesita. También tiene un alto contenido de magnesio y cobre, que son cruciales para el metabolismo de la energía y la salud de los huesos.

- **Freekeh**

Freekeh está hecho de granos de trigo verde sin madurar. Una porción de 1/4 de taza (40 gramos) tiene 8 gramos de proteína, 4 gramos de fibra, y el 8% del valor diario de hierro, que se necesita para crear glóbulos rojos saludables.

- **Arroz Shirataki**

El arroz Shirataki está hecho de raíz de konjac, que es nativa de Asia y rica en una fibra única llamada glucomanana. Una porción de 3 onzas (85 gramos) de arroz shirataki no contiene calorías y tiene glucomanano, que se convierte en gelatina en el estómago y ayuda a mantenerlo lleno por largos períodos.

- **Farro**

El farro es similar a la cebada pero tiene granos más grandes y es un producto de trigo integral. Se usa de manera similar al arroz, pero tiene un sabor más a nuez, textura masticable, y más proteína.

- **Cuscús de trigo entero**

El cuscús es un tipo de pasta que se utiliza en la cocina mediterránea y de Oriente Medio. El cuscús integral es rico en fibras y proteínas. Las perlas del cuscús son más pequeñas que los granos de arroz, por lo que añaden una textura única a los alimentos.

- **Trigo Búlgur**

El trigo Bulgur está hecho de trozos agrietados de granos integrales. Es similar al cuscús, pero no es pasta y es un buen sustituto del arroz. El trigo Bulgur tiene 76 calorías en 1/2 taza

(91 gramos), alrededor de 25% menos calorías que una porción igual de arroz blanco.

- **Cebada**

La cebada es similar al trigo y al centeno, pero se ve idéntica a la avena y tiene una textura masticable y un sabor terroso. Una porción de 1/2 taza (81 gramos) tiene alrededor de 100 calorías, casi lo mismo que una porción igual de arroz blanco, sin embargo es más alta en proteínas y fibra. Además, la cebada tiene una variedad de nutrientes, el 10% de la VD para la niacina, el zinc y el selenio.

- **Trigo Sarraceno**

Al igual que la quinua, el trigo sarraceno contiene todos los aminoácidos esenciales y es un buen sustituto de la avena, el arroz y la harina si se muele en un polvo fino. El trigo sarraceno no es trigo; es una flor, y la porción comestible es una semilla producida. Es alto en fibra, proteína, y contiene muchos antioxidantes biodisponibles, y es rico en muchos oligoelementos, incluyendo manganeso, magnesio y cobre.

- **Brócoli Enriquecido**

Al igual que la coliflor de arroz, el brócoli es bajo en carbohidratos y calorías. Una porción de 1/2 taza (57 gramos) tiene sólo 15 calorías, 2 gramos de fibra y vitamina C (25% DV).

P. Nueces y Semillas

193. Pistachos

Los pistachos son bajos en calorías, grasas saludables, fibra, proteína, antioxidantes y varios nutrientes, incluyendo la vitamina B6 y la tiamina. Sus efectos sobre la salud incluyen la pérdida de peso, ácidos grasos monoinsaturados que ayudan a controlar el colesterol y el azúcar en la sangre, y la mejora de la salud intestinal, ocular y de los vasos sanguíneos. Desenvainar los pistachos ayuda a evitar que se revienten demasiadas nueces y se sobrecarguen de calorías.

194. Linaza

La linaza, también conocido como semilla de lino, puede ser molido en harina de lino o usado como aceite. La linaza es rica en fibra, lo que ayuda a limpiar los intestinos y a mejorar la digestión, estabilizar el azúcar en la sangre y promover la pérdida de peso.

Las semillas de lino tienen un alto contenido de ácidos grasos omega-3, que reducen la inflamación, disminuyen el colesterol, combaten las enfermedades autoinmunes, reducen el riesgo de cáncer y mejoran el apoyo cardiovascular.

La semilla de lino también tiene un tipo particular de fibra llamada lignanos que reduce la presión sanguínea, ayuda a la pérdida de peso y apoya la salud de los riñones.

Cuando consuma semillas de lino, no coma semillas de lino crudas o inmaduras ya que contienen compuestos que pueden causar indigestión. Además, asegúrese de moler las semillas de lino porque su cuerpo tiene dificultades para digerir la piel de la linaza, y la mayoría de los nutrientes están dentro de la semilla. Si estás usando semillas de lino en cualquier forma, asegúrate de mantenerte hidratado porque el exceso de fibra puede resultar en calambres estomacales y estreñimiento.

195. Almendras

Comer almendras te ayuda a quemar grasa y a perder peso. Las almendras son ricas en proteínas, grasas monoinsaturadas saludables, ácidos grasos omega-3 y fibra. Las almendras son ricas en L-arginina que puede ayudarte a quemar más grasa y carbohidratos durante los entrenamientos. Come un puñado de almendras antes de ir al gimnasio.

Q. Principales Elementos Que Deben Evitarse Para la Pérdida de Peso

196. Evite el Fluoruro

El flúor es un mineral que se encuentra de forma natural en los huesos, el agua, el suelo, las plantas y las rocas. El flúor se utiliza en odontología para fortalecer los dientes y ayudar a prevenir las caries.

Durante la Segunda Guerra Mundial, los expertos en salud pública buscaban formas baratas de mantener bien a la población general y de tener ciudadanos sanos que pudieran trabajar en las fábricas y luchar en la guerra. Una de esas estrategias era la fluoración, añadiendo flúor al agua potable y a los productos dentales. El flúor en bajas concentraciones disminuye la frecuencia de las caries dentales de forma rentable. La ADA (Asociación Dental Americana) dice que cada $1 invertido en la fluoración del agua ahorra $38 en costos de tratamiento dental.

Aunque el flúor es un compuesto natural, puede causar efectos secundarios cuando se consume en grandes dosis. Algunos de los peligros incluyen fluorosis (lixiviación de minerales de los huesos), bajo coeficiente intelectual en los niños, cáncer de hueso, artritis, enfermedades renales, daño al lóbulo frontal del cerebro y a la glándula tiroides. La glándula tiroidea se encuentra en el cuello, regula el metabolismo y muchos otros sistemas del cuerpo. Una tiroides poco activa puede provocar depresión, aumento de peso, fatiga y dolores musculares. Los niños tienden a ser más afectados por el flúor porque es más probable que traguen pasta de dientes, que contiene mucho más flúor que el agua fluorada. Más del 95% de los países de Europa occidental han eliminado el flúor del agua potable por motivos de salud, pero la mayoría de las grandes ciudades de los Estados Unidos siguen fluorando el agua potable. Puedes reducir tu exposición filtrando tu agua potable y usando productos dentales sin flúor.

197. Productos Químicos Para el Hogar

Mantenga todo fuera de su cuerpo que pueda impedir el desempeño, es decir, emocional y ambiental. Las investigaciones muestran que algunas personas aumentan de peso debido a las sustancias químicas que se encuentran en los artículos de limpieza, los productos para el cuidado de la salud, la ropa, los plásticos y los muebles. Los químicos sintéticos llamados perfluoroalquilo y polifluoroalquilo, o PFAS, que se encuentran en los productos de consumo, dificultan que las personas pierdan peso al desacelerar su metabolismo.

Estos productos químicos se encuentran en utensilios de cocina antiadherentes, telas impermeables, empaques de alimentos a prueba de grasa, artículos de limpieza y productos para el cuidado personal. Casi la mitad de los envoltorios de papel resistente a la grasa y el 20 % de los envases de cartón, como las cajas de pizza, contienen PFAS que pueden filtrarse en los alimentos. Los PFAS se acumulan y permanecen en el cuerpo durante mucho tiempo, lo que provoca múltiples problemas médicos, como bajo peso al nacer, enfermedades de la tiroides y problemas reproductivos. También se sabe que los PFAS interfieren con los sistemas hormonales del cuerpo.

Evite los productos de limpieza que contengan carcinógenos, toxinas del sistema reproductivo, neurotoxinas y alérgenos. Use vinagre u otros productos de limpieza no tóxicos para evitar todo esto. Además, evite respirar compuestos orgánicos volátiles (COV), que son los vapores que provienen de pinturas, lacas, diluyentes, pegamentos, productos de limpieza, esmaltes de uñas, marcadores, combustible, equipo de oficina, tintas y pesticidas. Los COV se acumulan en espacios cerrados y pueden ser hasta diez veces más altos en interiores que en exteriores. Los COV pueden tener efectos en la salud a corto y largo plazo. Use utensilios de cocina de vidrio y cerámica (sin pintura a base de plomo) en lugar de plásticos y utensilios de cocina de hierro fundido en lugar de utensilios de cocina antiadherentes para la ropa que usa fibras naturales como el algodón. Elija artículos de tocador, artículos de limpieza y detergentes para ropa que no sean tóxicos y que no tengan olores cuando sea posible.

Dr. Bronner's tiene una variedad de productos seguros y saludables que se pueden usar para limpiar su hogar y cuidarse a sí mismo.

198. Evite los olores del Coche

Desde la revolución industrial, hemos introducido más de 80.000 productos químicos para crear muchas de las cosas que nos rodean en nuestra vida diaria. Desafortunadamente, la exposición a muchos de estos químicos puede alterar la química de nuestro cuerpo, interferir con nuestro metabolismo y causar un aumento de peso incluso cuando se lleva una dieta saludable.

El "olor a coche nuevo" es un ejemplo de un aroma que muchos de nosotros reconocemos e incluso esperamos oler. Sin embargo, lo más probable es que ese "olor" que inhala a diario sea formaldehído y benceno, que pueden causar efectos adversos para la salud, aumento de peso e incluso cáncer. Estos contaminantes orgánicos persistentes (COP) son sustancias químicas tóxicas que afectan negativamente a la salud humana y al medio ambiente mundial. Los COP pueden aumentar el riesgo de aumento de peso e incluso diabetes tipo 2 independientemente de la ingesta de calorías.

Los materiales utilizados para construir automóviles, desde plásticos duros y blandos hasta adhesivos, textiles y espuma, crean el olor de un automóvil nuevo. Estos materiales contienen sustancias químicas que se filtran lentamente en el aire (conocido como "gases de escape") que respira. El calor de un vehículo que se deja al sol puede acelerar la liberación de estos químicos tóxicos y disminuye lentamente con el tiempo a medida que el automóvil envejece.

Estos compuestos volátiles se acumularán en espacios pequeños, como el interior de un automóvil; cuando alguien entra en un automóvil y cierra la puerta, especialmente después de estar expuesto al sol, está inhalando la acumulación de sustancias químicas tóxicas en su cuerpo. Cuanto más largo sea su viaje, más probabilidades tendrá de estar expuesto a estos carcinógenos que causan cáncer y que ponen en riesgo la salud reproductiva y del desarrollo. La cantidad de carcinógenos en su automóvil depende de la temperatura, la tasa y el tipo de ventilación, la humedad, la radiación solar, el valor de la cabina, la antigüedad y el grado del vehículo, el material de tapicería del automóvil y la distancia de viaje.

Cuando estacione su automóvil, deje siempre las ventanas ligeramente agrietadas para que el aire pueda entrar y salir. Cuando suba a su vehículo, baje las ventanillas y conduzca durante unos minutos para ventilar la cabina antes de cerrar las ventanillas y encender el aire acondicionado. Durante su viaje, mantenga las ventanas abiertas tanto como sea posible. A menos que esté en el tráfico, cierre las ventanas y haga recircular el aire en su automóvil para evitar respirar el escape del automóvil, que es peor. De vez en cuando, abra las ventanas para diluir la concentración de estos químicos dentro de su vehículo.

Limite su exposición a sustancias químicas tóxicas porque sus cuerpos no pueden mantenerse al día con el constante bombardeo diario de toxinas ambientales y dietéticas.

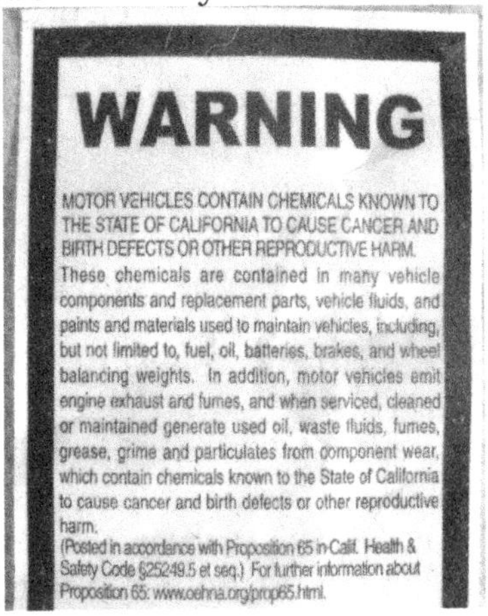

199. Evitar los Plásticos

Numerosos estudios están demostrando que la exposición a las sustancias químicas utilizadas en los plásticos, los conservantes, los pesticidas y los retardantes de llama, están causando trastornos metabólicos, como la diabetes y la obesidad.

Los obesógenos son sustancias químicas artificiales que alteran la función endocrina normal y causan obesidad. La hormona más comúnmente afectada es el estrógeno. La exposición a las sustancias químicas que se encuentran en los plásticos dificulta la movilización de las grasas durante el ayuno, lo que hace más difícil perder peso cuando se sigue una dieta baja en grasas.

- **Bisfenol-A (BPA)**

El bisfenol A (BPA) se utiliza ampliamente en muchos tipos de plásticos, biberones, contenedores de plástico para alimentos y bebidas y latas de metal para alimentos. El BPA se parece al estradiol, una forma de la hormona sexual femenina estrógeno. Como consecuencia, el BPA se une a los receptores de estrógeno dentro del cuerpo, haciendo que el 96% de las mujeres embarazadas en los EE.UU. den positivo en las pruebas de BPA.

La exposición al BPA se ha relacionado con la resistencia a la insulina, enfermedades cardíacas, diabetes, trastornos neurológicos, cáncer, disfunción tiroidea, aumento de peso, obesidad y malformaciones genitales.

- **Ftalatos**

Los ftalatos se usan para hacer plásticos flexibles y blandos. Se encuentran en envases de alimentos, juguetes, botellas de plástico, productos de belleza, suelos, productos farmacéuticos, cortinas de ducha y pintura. Los ftalatos se filtran de los plásticos y contaminan los alimentos, el suministro de agua, e incluso el aire que respiramos. La mayoría de los estadounidenses dan positivo en los análisis de metabolitos de ftalatos en la orina. La exposición a los ftalatos está relacionada con alteraciones endocrinas, aumento de peso, diabetes y malformaciones genitales en los chicos.

- **Dibutilestaño (DBT)**

Las sales de Dibutilestaño (DBT) se utilizan para fabricar plásticos de PVC (vinilo) que se emplean en materiales de construcción (marcos de ventanas y suelos de vinilo) y en dispositivos médicos (tubos y embalajes). El DBT se encuentra en los mariscos y en el polvo doméstico, lo que indica que la exposición al DBT está muy extendida. El DBT está relacionado con la obesidad y la diabetes en las personas.

- **Acido perfluorooctanoico (PFOA)**

El ácido perfluorooctanoico (PFOA) se utiliza en utensilios de cocina antiadherentes hechos con teflón y palomitas de maíz para microondas. El PFOA se ha encontrado en la sangre de más del 98% de los americanos. Está relacionado con trastornos de la tiroides, obesidad, bajo peso al nacer y enfermedades renales crónicas.

Cómo Reducir su Exposición a los Obesógenos en los Plásticos.

Evite alimentos y bebidas almacenados en recipientes de plástico. Utilice botellas de agua de acero inoxidable, vidrio o aluminio de calidad en lugar de plástico. Use biberones de vidrio para bebés. En lugar de utensilios de cocina antiadherentes, use hierro fundido o acero inoxidable. Utiliza cosmética natural. Use vidrio, madera o cerámica cuando sea posible y no use envoltorios de plástico.

Si usa plástico, no lo caliente, no lo cocine en el microondas, no almacene alimentos ácidos como salsa de tomate, no los coloque bajo la luz solar directa ni los lave con jabones fuertes. Todo lo cual puede facilitar la filtración de productos químicos del plástico a sus alimentos.

200. Lavarse las Manos en Lugar de Usar Desinfectante de Manos

Lavarse las manos durante al menos 20 segundos frotándolas para crear fricción, es la forma más efectiva de matar un amplio espectro de gérmenes. Sin embargo, cuando no se dispone de agua y jabón, utilice un desinfectante de manos a base de alcohol, el desinfectante es una alternativa eficaz.

Muchos desinfectantes de manos, desafortunadamente, contienen un químico mata gérmenes llamado triclosán, el cual es un "obesógeno", una sustancia que causa aumento de peso al alterar las hormonas de su cuerpo. Los investigadores descubrieron que las personas que tenían niveles detectables de triclosán en sus cuerpos estaban asociados con un aumento de 0,9 puntos en su IMC. La investigación ha demostrado que el triclosán puede dañar el sistema endocrino, reducir la fuerza muscular y debilitar el sistema inmunológico.

201. Usar los Utensilios de Cocina Adecuados

La administración federal de drogas ha demostrado que un grupo de más de 5.000 químicos tóxicos conocidos como sustancias per- y polifluoroalquilas (PFAS) están en nuestro suministro de alimentos y agua. El 98 por ciento de los estadounidenses tienen PFAs en su sangre, y las investigaciones muestran que nuestras dietas son la fuente principal de estos compuestos. Los PFAs están en los utensilios de cocina de plástico, en los utensilios de cocina antiadherentes, en los envases de alimentos, en los productos de limpieza y en otros productos industriales que se han filtrado en nuestro suministro de alimentos y agua. También están contaminando nuestro ganado y los lodos de aguas residuales utilizados para la fertilización. Estas "sustancias químicas para siempre" están relacionadas con el daño hepático, ciertos tipos de cáncer, enfermedades de la tiroides, infertilidad, colesterol alto, obesidad, y varias otras condiciones de salud.

En particular, los utensilios de cocina antiadherentes y los utensilios de cocina de plástico lixivian los AFP a un ritmo más rápido y en una cantidad más sustancial en su comida cuando se calienta. Las investigaciones demuestran que evitar o reducir la exposición a los AFP puede ayudar a las personas (especialmente a las mujeres) a mantener un peso corporal estable después de la pérdida de peso. Los AFP se conocen como "obesos" porque pueden alterar la regulación del peso corporal. Las personas con niveles más altos de la sustancia química en la sangre tienen un metabolismo más lento. Las investigaciones han demostrado que después de hacer dieta durante seis meses, las mujeres con las mayores cantidades de AFP en la sangre aumentaron entre 4 y 5 libras más que el resto de la población.

202. Mejores Utensilios de Cocina para Usar

- **Hierro fundido**

Los utensilios de cocina de hierro fundido se han utilizado para cocinar desde la antigüedad. Son pesadas pero versátiles, duraderas, baratas y las más seguras disponibles. Algo de hierro se filtra en los alimentos cuando se cocina y especialmente cuando se preparan alimentos ácidos, como la salsa de tomate. Las ollas y sartenes de hierro fundido no deben ponerse en el lavavajillas ni lavarse con detergentes, y se oxidan si se dejan húmedas. Para mantener una cacerola de hierro fundido, enjuague con agua tibia y una almohadilla de brillo. También hay que sazonar la sartén frotando aceite en la superficie de cocción y calentando la sartén durante 5-10 minutos para permitir que el aceite se filtre en el metal. Una vez que la sartén esté sazonada, tendrá excelentes propiedades antiadherentes.

- **Vidrio**

El vidrio es un material inerte, así que nada reacciona con él o se filtra de él. El pirex es el estándar de oro para los utensilios de cocina. Pero hay que seguir las instrucciones para usar las ollas de vidrio, o podría romperse.

- **Acero Inoxidable**

Los utensilios de cocina de acero inoxidable son duraderos, no reaccionan con la comida, son fáciles de limpiar y pueden lavarse en el lavavajillas. Las ollas y sartenes de acero inoxidable más caras tienen un núcleo interno de aluminio o cobre que ayuda a que la comida se cocine más uniformemente. Los utensilios de cocina caros tienen una opción antiadherente, mientras que las versiones baratas requieren aceite, para que la comida no se pegue.

- **Cobre**

Las ollas y sartenes de cobre de buena calidad pueden durar toda la vida. Son muy apreciadas por su capacidad de cocinar los alimentos de manera uniforme, sin embargo, el cobre también puede filtrarse en los alimentos, especialmente en los alimentos ácidos, causando un sabor metálico. Los rastros de cobre pueden ser beneficiosos para usted y no suelen ser un problema de salud. La toxicidad del cobre es poco frecuente en personas sanas, pero puede ocurrir en personas con la enfermedad de Wilson, un trastorno genético poco frecuente. Las ollas de cobre revestidas de acero inoxidable son una opción que elimina el problema de la lixiviación.

R. Comida Chatarra

203. Patatas Fritas y Papas a la Francesa

Las patatas fritas son el alimento número uno que contribuye al aumento de peso. Las papas a la francesa y las patatas fritas están ambas vinculadas a un aumento de peso significativo. Ambos alimentos son típicamente altos en sal, lo que hace que sigas comiéndolos incluso después de estar lleno.

Las papas fritas, horneadas o asadas también contienen

sustancias cancerígenas llamadas acrilamidas. Considere las patatas cocidas enteras como una alternativa saludable para ayudar a llenarse.

204. Sustituir las Patatas por Ensaladas

Si quieres seguir con tu hamburguesa semanal, sustituye las papas fritas por una ensalada. Haciendo esto evitará que coma más en su próxima comida, ahorrará más de 150 calorías, y se llenará más rápido con vegetales ricos en fibra que son buenos para la digestión.

205. Cambiar de Papas Blancas a Batata

Ambos tipos de papas son saludables si se preparan de forma sana. La batata, sin embargo, tienen más fibra y tienen un índice glucémico más bajo que las papas blancas. Las batatas tienen alrededor de 4 gramos de proteína, 25% de la fibra del día y 11 veces la cantidad diaria recomendada de vitamina A.

206. Cambiar las patatas fritas de maíz por las verduras

No hay nada como la textura crujiente de las tortillas de maíz. Desafortunadamente, están fritos y son altos en calorías. Una opción saludable es cortar las tortillas de maíz en cuartos y hornearlas en el horno. Tendrán la misma textura crujiente que la mayoría de la gente disfruta. Otra opción es cortar zanahorias bebés crujientes, palitos de apio o rodajas de pepino para mojarlas en salsas, humus o salsa. Las verduras son altas en fibra, nutrientes y bajas en calorías.

207. Pastelería

Los pasteles y galletas se hacen típicamente con grasas trans artificiales para ayudar a prolongar la vida útil, la harina refinada y el azúcar. Todos estos ingredientes causan aumento de peso, están vinculados a múltiples problemas de salud, son altos en calorías y no llenan mucho. Comer estos alimentos de bajo contenido en nutrientes y altas calorías te hará sentir hambre muy rápidamente. Evite los alimentos ricos en azúcares y azúcares refinados que hacen que su azúcar en la sangre se desplome. En su lugar, coma carbohidratos complejos como granos enteros, proteínas y un poco de grasa con cada comida para mantener su azúcar en la sangre estable y ayudarle a mantenerse lleno por más tiempo.

Cuando se le antoje algo dulce, busque una fruta, una proteína o un trozo de chocolate negro.

208. Pan Blanco

El pan blanco es muy refinado, contiene azúcar añadido y tiene un alto índice glucémico. Comer pan blanco puede causar que comas en exceso, ya que aumenta tus niveles de azúcar en la sangre. Comer dos rebanadas de pan blanco al día aumentará su riesgo de obesidad en un 40%. Recuerda, cuanto más blanco sea el pan, más rápido estarás muerto. Si le gusta el pan, pruebe el pan de Ezequiel, que es probablemente el pan más saludable del mercado.

209. Evitar Wraps

Las tortillas de harina y el pan de pita plano, también conocido como wraps, pueden parecer una alternativa más saludable y baja en carbohidratos que un sándwich, pero no lo son. Algunos son comparables al pan, y muchos son más altos en calorías porque necesitan más grasa para mantener la harina unida y hacerlos flexibles. Pueden tener tantos carbohidratos y calorías como cuatro o cinco rebanadas de pan. En su lugar, pruebe un sándwich abierto, para ayudar a reducir la ingesta calórica.

210. Maíz Versus Tortillas de Harina

Cuando salgas a comer comida mexicana, las tortillas de maíz (50 calorías) siempre serán una alternativa saludable a la harina (140 calorías). Las tortillas de maíz tienen más fibra, granos enteros y otros nutrientes y son más bajas en grasa y calorías que las tortillas de harina. A lo largo de los siglos, los mesoamericanos modificaron genéticamente el maíz desde sus orígenes como un paquete de semillas secas de una pulgada de largo hasta las mazorcas de los suculentos granos que conocemos hoy en día.

Una mazorca de maíz simple tiene aproximadamente 100 calorías, similar a una manzana. Y con casi 3 gramos de fibra por porción, el maíz te ayuda a sentirte lleno por más tiempo, así que es menos probable que comas en exceso y aumentes los kilos.

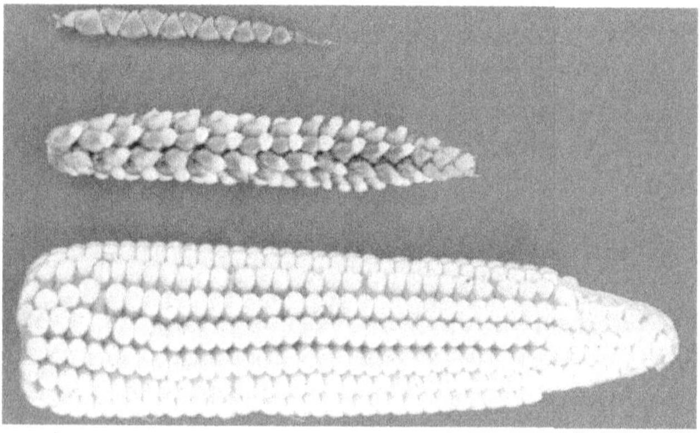

Sin el maíz, sería imposible alimentar a los más de 7.800 millones de personas que tenemos en nuestro planeta. El maíz es uno de los ejemplos más antiguos de organismos genéticamente modificados (OGM) que se han vuelto controvertidos. Los humanos han estado modificando genéticamente los alimentos y los animales para ayudar a perpetuar los rasgos preferidos. Por ejemplo, los chihuahuas y los gran daneses son lobos genéticamente modificados. Los humanos se modifican genéticamente a sí mismos con vacunas y terapia genética para tratar enfermedades que podrían acabar con la raza humana. Las plantas se modifican para ayudarles a resistir las enfermedades, crecer más y más rápido, y hacerlas tolerantes a la sequía. Sin las plantas OGM y los alimentos que provienen de ellas, no seríamos capaces de alimentar a la población mundial que tenemos ahora. La Tierra sólo puede sostener a mil millones de personas, pero con la tecnología, el petróleo y los alimentos OGM, hemos sido capaces de superar ese número. Los cultivos OGM pueden producir muchas veces más alimentos en menos tiempo y con menos tierra que los alimentos no OGM. Debido a la superpoblación, cuanto menos alimentos OGM comemos, más selva tropical tenemos que talar.

Más del 99% de los alimentos que se comen en los restaurantes y en la comida rápida tienen algunos ingredientes OMG. Los alimentos procesados también tienen un alto contenido en alimentos OGM, por lo que hoy en día es casi imposible evitar los alimentos OGM incluso si se quiere.

En 2015 una encuesta del Centro de Investigación Pew mostró que el 90% de los científicos de la Asociación Americana para el Avance de la Ciencia creía que los OGM eran seguros para comer. Pero más del 50% de los adultos de EE.UU. piensan que no son seguros. La gente debate qué alimentos deben ser etiquetados como OGM, si deben ser etiquetados, y los efectos a largo plazo de producirlos y comerlos tendrán en nuestro planeta y nuestros cuerpos. Hay pocas pruebas de que comer alimentos OGM sea malo para ti, pero hay muchas pruebas de que es necesario debido a la superpoblación.

211. Evitar la Cesta de Pan

Sustituye las cestas de pan por un tazón de nueces o una ensalada para reducir las calorías. Los panecillos calientes con mantequilla son deliciosos, pero están llenos de calorías y carbohidratos malos. Otra estrategia es comer tentempiés saludables antes de salir de casa para mantenerte saciado y así es menos probable que se te antoje comida no saludable.

212. Barras de Caramelo

Las barras de caramelo son altas en calorías, bajas en nutrientes y no muy llenadoras. Una barra de caramelo de tamaño medio tiene de 200 a 300 calorías. Las barras de caramelo están hechas de ingredientes poco saludables como aceites vegetales, azúcar y harina refinada. Las barras de caramelo están incluso estratégicamente colocadas en las tiendas para que los consumidores se vean tentados a comprarlas impulsivamente. Si estás buscando un bocadillo, come un puñado de nueces o un trozo de fruta en su lugar.

213. Cereales para el Desayuno

Los cereales de desayuno están cargados de azúcar, lo que los convierte en uno de los peores hábitos de desayuno. Aunque digan "integrales" o "bajos en grasa", los primeros ingredientes suelen ser azúcar y granos refinados. Los cereales pueden ser complicados, cuando examinas los ingredientes, pueden parecer saludables, pero después de procesarlos, a menudo pueden ser tan malos como comerse una barra de caramelo.

214. Pizza

La pizza es uno de los alimentos más populares y poco saludables que se consumen. Tienen muchas calorías y a menudo contienen ingredientes poco saludables como harina muy refinada y carne procesada. Por ejemplo, una rebanada de la pizza Costco tiene 750 calorías. Como alternativa, puedes pedir una pizza de lugares que hacen pizzas más saludables o hacer tu propia pizza. Hacer tu pizza te permite elegir ingredientes más saludables y evitar los ingredientes procesados con alto contenido de conservantes y azúcar.

215. Adelgazar, no Profundizar

Las pizzas tipo Deep-dish o tipo pan son mucho más altas en calorías y grasas que las pizzas normales. Una rebanada de corteza fina puede tener más de 350 calorías menos que una rebanada normal. La mayoría de las pizzas se hacen con harinas blancas refinadas, cargadas de calorías, y se sabe que aumentan los antojos a lo largo del día debido a las altas cantidades de sal.

S. Carnes

216. Coma Menos Proteína Animal

A la gente se le enseña que comer proteína animal es saludable, pero no nos preocupamos por la proteína cuando comemos comida chatarra. Pero tan pronto como alguien empieza a comer sano, se preocupa por obtener suficientes proteínas. Las grasas saturadas, la sal y el azúcar son los nutrientes que causan más daño al cuerpo, y se encuentran en las mayores concentraciones en los productos animales y los alimentos procesados.

A menudo oirás a la gente decir que sólo comen carnes blancas porque son más saludables que las carnes rojas. Eso es un mito; todas las carnes no tienen fibra, son ricas en proteínas y tienen un alto contenido de contaminantes ambientales. Un tipo de carne no es más saludable que el otro, excepto que los animales más grandes tienen mayores concentraciones de contaminantes. Son más grandes, por lo que tienen que comer más y por lo tanto están expuestos a mayores dosis de contaminantes ambientales.

Las personas que comen una comida vegetariana alta en proteínas, típicamente comen 12% menos calorías en su próxima comida que las personas que comen carne. Comienza sustituyendo una comida basada en proteína animal a la semana por una comida basada en vegetales. Además, las dietas a base de plantas tienden a tener más frutas, vegetales, granos, frijoles, legumbres y nueces. Estas son más ricas en fibra, vitaminas y otros nutrientes. Los vegetarianos generalmente comen menos calorías, tienen menos grasa, pesan menos y tienen menos enfermedades crónicas que los no vegetarianos.

Si prefieres comer carne, los animales de granja y los alimentados con pasto son alternativas más saludables, pero son los más insostenibles ecológicamente y los que más daño hacen al medio ambiente. Las vacas, pollos y cerdos estarán más contentos, pero el hecho es que el planeta está superpoblado, y el 70% de la tierra cultivable del mundo ya se utiliza para cultivar alimentos para el ganado. Las selvas tropicales están siendo taladas para tener las cantidades masivas de propiedades adicionales necesarias para alimentar a los animales alimentados con pasto y alojar a los animales de corral. Debido a que tenemos 7.800 millones de personas que alimentar, las elecciones de alimentos que hagamos determinarán nuestro destino. El 91% de la tierra quemada en el Amazonas es de productores de ganado.

Cuando se le preguntó a Patrik Baboumian, uno de los hombres más fuertes del mundo, "¿Cómo puedes ser tan fuerte como un buey si no comes carne?" Él respondió: "¿Alguna vez has visto a un buey comer carne?" La gente que come una dieta basada en plantas puede desarrollar músculo y fuerza tan efectivamente como la gente que come proteína animal.

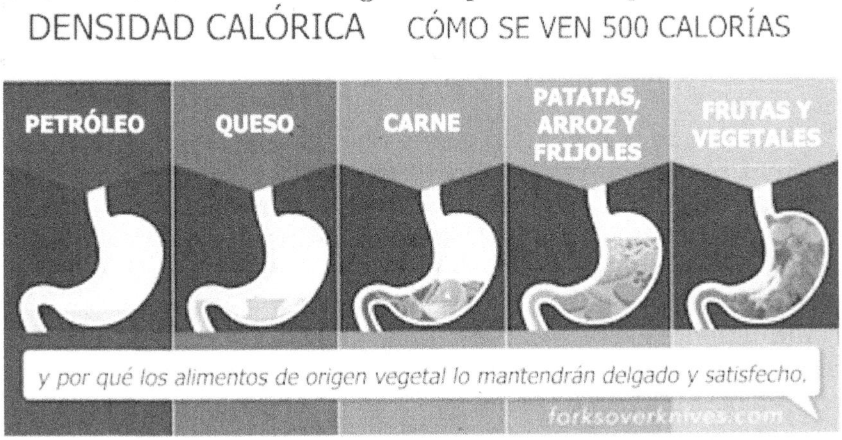

217. Carnes Procesadas

Comer carnes procesadas y carnes rojas sin procesar provoca un aumento de peso de aproximadamente una libra por año y aumenta el riesgo de muerte por todas las causas en aproximadamente un 3%. Los alimentos altamente procesados no satisfacen el hambre tan bien como los alimentos menos procesados y con mayor contenido de fibra, lo que genera una mayor ingesta total de calorías. Además, las carnes procesadas como el tocino, las salchichas, los perros calientes y la mortadela suelen contener compuestos de nitrato, nitrito y N-nitroso, potentes carcinógenos que pueden inducir tumores. Además, por lo general contienen grandes cantidades de sal, que pueden irritar el revestimiento del estómago y aumentar los efectos cancerígenos de los compuestos.

218. Hervir las Carnes

Cocinar la carne ayuda a romper las fibras duras y el tejido conectivo, haciendo más fácil de disfrutar, masticar y digerir. También conduce a una mejor absorción de nutrientes, y mata las bacterias dañinas como la Salmonella y el E Coli. La mejor manera de cocinar la carne (pollo, pescado, cerdo y ternera) e incluso los huevos es hirviéndolos. Hervir las carnes ayuda a preservar las altas concentraciones de proteínas, que a menudo se desnaturalizan, y también se vuelve más tóxico cuando se usan otros métodos de cocción. Las grasas contenidas en la carne se disuelven fácilmente y se filtran en el agua hirviendo, haciendo así que la comida sea más magra, más sana y más fácil de digerir.

219. Carne de Res

Si hay que comer carne de vacuno como fuente de proteínas, la carne de vacuno alimentada con hierba es más saludable, pero también es menos sostenible y causa más daño al medio ambiente. Elige cortes más magros de costilla de primera, carne molida o filete T-bone, que se encuentran entre los cortes más saludables porque contienen más ácidos grasos omega-3 saludables para el corazón que la mayoría de los pescados. Mantenga el consumo de carne roja a no más de dos porciones de tres onzas por semana para mantener su intestino sano y elija condimentos bajos en calorías.

220. Marinar las Carnes en Cerveza

Marinar las carnes durante cuatro horas en cerveza negra (lager oscura) antes de cocinarlas reducirá los compuestos cancerígenos en la carne. Otros tipos de cerveza y vino también son útiles, pero no tan efectivos como la cerveza oscura. Cocinar la carne a altas temperaturas produce compuestos cancerígenos en la carne llamados hidrocarburos aromáticos policíclicos (HAP). Los HAP son extremadamente tóxicos para los humanos y aumentan el riesgo de múltiples formas de cáncer. Debido a los antioxidantes del alcohol, remojar la carne durante cuatro horas en un marinado de cerveza negra antes de cocinarla dio como resultado la reducción de la formación de HAP en un 68%, de pilsner en un 36,5% y de la cerveza sin alcohol en un 25%.

221. Pescado

El pescado es una fuente de proteínas de alta calidad. El pescado tiene múltiples beneficios para la salud y proporciona una de las mejores fuentes de ácidos grasos conocidos como omega-3. Estos ácidos grasos ayudan a prevenir la inflamación de la cintura y las enfermedades del corazón. Las proteínas permiten mantener la masa muscular, reduciendo así el exceso de acumulación de grasa. Algunos de los mejores mariscos incluyen el salmón, los mejillones, el pez azul y la caballa del Atlántico. Compre pescado salvaje en lugar de mariscos de granja cuando sea posible y consulte el sitio web del Consejo Nacional de Defensa de los Recursos (NRDC) para asegurarse de que está comiendo mariscos sostenibles. Debido a la sobrepesca, más del 90% de los peces grandes de los océanos han perecido. Entre cinco y veinte veces más animales marinos son asesinados como consecuencia del proceso de captura de peces como el atún. La captura incidental y la muerte accidental son animales no deseados que se capturan por accidente en las artes de pesca, y pueden incluir mamíferos marinos, aves marinas, tortugas marinas y tiburones.

El pescado de granja es más sostenible, pero tiene hasta un 20% menos de proteínas que el pescado salvaje. También tienen un mayor contenido de bifenilos policlorados (PCB), una sustancia química cancerígena que suele encontrarse en el salmón de criadero en una concentración 16 veces superior a la del salmón salvaje, y de dioxina, un cancerígeno altamente tóxico en cantidades 11 veces superiores a las habituales.

T. Tecnología

222. Usa Tu iPhone para Llevar la Cuenta de tus Comidas

Algunas personas comen bien el 90% de las veces, pero es el 10% lo que las descarrila. La gente a menudo exagera los alimentos saludables que comen y subestiman las cosas malas. Por ejemplo, comes bien todo el día y luego tomas puñados de muestras altas en calorías en Costco. Para llevar un diario más exacto de lo que comes, toma una foto de todo lo que comes cada día e ingresa la información en el registro de alimentos más tarde. Con suerte, esto le ayudará a no olvidar esos bocadillos extra en el comedor del trabajo o en la casa de un amigo.

223. Freidora de Aire

Si te gustan los alimentos fritos, las freidoras son una alternativa saludable. Las freidoras de aire tienen un ventilador que empuja el aire caliente (hasta 400 F) alrededor de la comida, similar a un horno de convección. El aire circulante hace que el exterior de la comida sea crujiente y mantiene el interior suave, como los alimentos fritos. Un recipiente debajo de la cesta de fritura atrapa cualquier grasa que caiga. La fritura por aire reduce la grasa y las calorías entre un 70% y un 80% en comparación con la fritura en aceite y ayuda a reducir la cantidad de acrilamida química en las patatas fritas en un 90%.

Al eliminar los alimentos fritos también se reduce el riesgo de enfermedades cardíacas, diabetes de tipo 2 y cáncer.

Una freidora de aire puede cocinar casi cualquier cosa que típicamente se fríe en aceite, como:

- Verduras
- Pollo, incluyendo dedos de pollo y Nuggets
- Anillos de cebolla y papas fritas
- Peces
- Donas

Algunos modelos también tienen una función de tostado y se hornean como un horno convencional, lo que permite hacer brownies o asar un pollo.

224. Lleve un Diario de Alimentos

Múltiples estudios muestran que las personas que llevan diarios de alimentos tienen más probabilidades de tener éxito en la pérdida de peso y mantener el peso. Algunos estudios han demostrado que las personas que llevan diarios de alimentos pierden el doble de peso que las personas que llevan registros semanales. Escribir y revisar lo que comió en el día todos los días le ayuda a ser consciente de cuánto está comiendo. Aunque es muy simple de hacer, es una de las actividades a las que la mayoría de la gente se resiste. En promedio, pasarás menos de 12 minutos al día. También hay múltiples aplicaciones para teléfono inteligente y sitios web para ayudarte a llevar tu diario.

225. Usar Palillos Chinos

Comer con palillos chinos retrasará su alimentación. Cuando comes más despacio y das pequeños mordiscos a la comida, tu intestino tendrá tiempo de enviar una señal a tu cerebro cuando esté lleno, ayudándote a evitar comer en exceso. El estómago se llena antes de que el cerebro tenga tiempo de liberar la señal para dejar de comer. Los palillos te ayudarán a evitar esto ya que te verás obligado a comer a un ritmo más lento permitiéndote parar antes de pasar de estar hambriento a estar lleno.

226. Compra un Frutero

Mantenga un frutero a la vista en su escritorio o en el medio de su mesa, para que sea más probable que tome frutas y verduras en lugar de opciones no saludables. Las peras, los plátanos, las manzanas, las ciruelas y las naranjas se mantienen bien sin necesidad de refrigeración. Alcanzar su objetivo de comer las cinco a nueve porciones diarias recomendadas de frutas y verduras puede facilitar la pérdida de peso. Tener un recordatorio visual como un frutero ayuda a que esto suceda.

227. Empieza a usar una balanza diariamente

Una vez que empiece a usar una balanza diariamente, tendrá una mejor conciencia de su peso, será más consciente de lo que come y ajustará su comportamiento diariamente cuando vea que las libras suben. Muchas personas están en negación de la grasa; evitan las balanzas, compran ropa elástica o suelta que esconde su peso, o se esconden en la parte de atrás de las fotos. El uso de una balanza puede ayudar a fomentar la pérdida de peso al proporcionar un nivel de responsabilidad. El mejor momento para pesarse es todas las mañanas después de ir al baño y antes de desayunar. Pésate desnudo o con ropa de cama, pero sé constante. Pesarse también ayuda a desarrollar sus habilidades de atención y conciencia corporal. Las personas que se pesan diariamente en promedio perderán 17 libras al año, sin importar si intentan otras estrategias.

228. Usar un Podómetro

La mayoría de la gente camina mucho menos de lo que cree. El uso de un podómetro en el iPhone, como la aplicación gratuita de salud, le permite llevar un registro de sus pasos. Esta simple técnica ha ayudado a mis pacientes a perder peso de forma notable y a aumentar su nivel de actividad. Cuando empiece a usar su podómetro, notará que sus lecturas pueden ser sólo de 4000 o 5000 pasos por día. Si te sientas en el trabajo o eres sedentario en casa, el número podría ser menor. Revisar tu podómetro durante el día te ayudará a mantenerte motivado para aumentar el total de tus pasos diarios. Los podómetros son una forma sencilla de aumentar su actividad para mejorar la salud, mejorar el estado fisico y perder peso.

Los estudios muestran que las personas que caminan menos

de 5.000 pasos al día tienen más probabilidades de tener sobrepeso, mientras que las personas que caminan más de 9.000 pasos al día son propensas a tener un peso saludable.

Cada 2.000 pasos equivalen aproximadamente a una milla.

- 1,000 pasos = media milla
- 4,000 pasos = 2 millas
- 10,000 pasos = 5 millas

229. Lámpara de Terapia de Luz

Si no puede salir durante el día debido a su horario de trabajo o a una discapacidad, intente usar una luz UV libre. Imita el espectro completo de luz que se encuentra a la luz del día y puede proporcionar la cantidad recomendada de luz solar diaria requerida sin el riesgo de quemaduras de sol, ya que no tiene rayos UV. Los estudios muestran que las células grasas son sensibles a la luz solar. Por lo tanto, sentarse al sol puede resultar en una disminución del tamaño de las gotas de lípidos y en un aumento de la descomposición de la grasa (tasa lipolítica basal). El espectro de luz azul del sol, un espectro que puede penetrar en la piel, puede hacer que las células grasas que se encuentran justo debajo de nuestra piel se reduzcan. Los investigadores han demostrado que la exposición diaria a la luz del sol puede ayudar a uno a mantenerse delgado o a adelgazar. Por el contrario, la reducción de la luz solar puede llevar a un aumento de peso.

230. Pon a Prueba tu Microbioma

Si tiene el presentimiento de que algo está saboteando su pérdida de peso, podría tener razón.

Los investigadores descubrieron que sus bacterias intestinales, conocidas colectivamente como su microbioma, pueden afectar su capacidad para perder peso al influir en la absorción de nutrientes y la digestión de los alimentos. El microbioma intestinal puede determinar por qué algunas personas pueden perder peso mucho más fácilmente que otras y cómo reaccionamos ante intervenciones específicas para perder peso. Se encontró que las bacterias estudiadas determinan qué tan bien las personas pueden absorber los nutrientes en los alimentos y si la fibra y los almidones se descomponen lo suficientemente rápido como para no influir en el peso corporal.

Su microbioma intestinal son los tipos y números de organismos microscópicos ("microbios") en su tracto gastrointestinal (GI). Estos incluyen bacterias, hongos, virus, parásitos y más. Un método para determinar su microbioma intestinal es analizar muestras de heces. Su médico puede hacer esto por usted, o puede comprar un kit de prueba de heces en el hogar (alrededor de $ 100). La prueba puede revelar los tipos de microbios en su tracto GI, así como signos de inflamación que pueden causar problemas de salud, sensibilidad a los alimentos y trastornos digestivos.

Estas pruebas pueden ayudarlo a determinar si está comiendo la dieta correcta para el microbioma de su cuerpo y, de no ser así, qué debe incluir para satisfacer sus necesidades. En general, comer alimentos integrales ricos en fibra, de origen vegetal, no comer alimentos procesados y reducir la ingesta de proteínas animales es bueno para su microbioma.

231. Banco para Inodoro

El banco para inodoro pueden promover una posición más natural para mover los intestinos. Los estudios muestran que una posición en cuclillas con las rodillas por encima de las caderas es mejor para mover los intestinos de forma natural. Sentarse en un inodoro moderno puede causar un efecto de torsión en el colon cuando se está sentado con las rodillas en un ángulo de 90 grados con respecto al torso. Sentarse en un inodoro y colocar los pies en un banco del inodoro lo pone en cuclillas, extendiendo completamente el colon y ayudando a evacuar los intestinos.

El banco para inodoro pueden ayudar a las personas que sufren de estreñimiento crónico, hemorroides y enfermedad inflamatoria del intestino, y también pueden ayudar a cualquier persona que quiera mantener los intestinos saludables y reducir las posibilidades de experimentar estos problemas.

Los pacientes con estreñimiento crónico pueden presentar cambios en la microflora del intestino grueso, caracterizados por una disminución relativa de las bacterias obligatorias y un aumento paralelo de microorganismos y hongos potencialmente patógenos. Esta condición causa una inflamación crónica de bajo grado.

Los estudios muestran que la inflamación causa aumento de peso, dificultad para perder peso y es un factor subyacente común en todas las principales enfermedades degenerativas, como el cáncer, las enfermedades cardíacas, la hipertensión y la diabetes.

Un estudio de un mes de duración en el que participaron 52 personas - 41,1 por ciento de las mujeres que tenían una edad media de 29 años - muestra que el banco para inodoro ayudaron a la mayoría de ellos:

- El 71% informó de evacuaciones intestinales más rápidas.
- El noventa por ciento informó de menos esfuerzo.
- Después del estudio, dos tercios dijeron que seguirían usando el banco para inodoro.

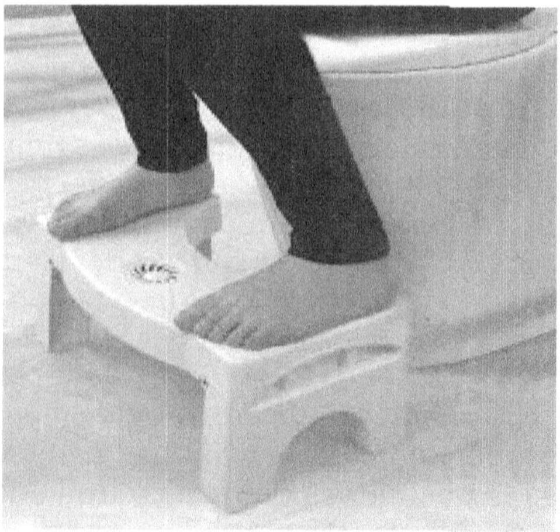

U. Comer Por Fuera

232. Comer en Casa

Comer fuera es una manera conveniente y eficiente de llenar el tanque para un día ajetreado en nuestra cultura moderna de ritmo acelerado. Sin embargo, la comida de los restaurantes se sirve generalmente en grandes porciones, repletas de calorías y grasas, y suele estar hecha con ingredientes de la más baja calidad para aumentar los márgenes de beneficio.

Las personas que comen en restaurantes consumen 200 calorías por día más que las que preparan todas sus comidas en casa, y las que comen en restaurantes de comida rápida consumen más calorías que las personas que piden en restaurantes de comida rápida. Las personas que cenan fuera también consumen más azúcar, grasas saturadas y sodio, por lo que preparar y comer en casa es mucho más saludable.

Los restaurantes de servicio completo y de comida rápida -los dos segmentos más grandes del mercado de servicios de comida comercial- representan alrededor del 73,1% de todas las ventas de comida fuera del hogar en 2019. Los establecimientos de servicio completo cuentan con personal de servicio y, tal vez, con otras comodidades como vajilla de cerámica, utensilios no desechables y servicio de alcohol. En cambio, los restaurantes de comida rápida utilizan la conveniencia como punto de venta; no tienen personal para las personas que están en espera, los menús tienden a ser limitados y los servicios de comedor son relativamente escasos. Según la Asociación Nacional de Restaurantes, los restaurantes son el segundo mayor empleador del sector privado del país, y dan trabajo a uno de cada diez estadounidenses.

233. Cómo Comer Fuera

Salir a comer con amigos y familiares es una experiencia social necesaria. Sin embargo, si vas a comer fuera, debes desarrollar las habilidades necesarias para comer fuera sin consumir exceso de calorías y ganar peso con la comida del restaurante.

Cómo reducir la ingesta de calorías cuando se come fuera:

- Pídale a su camarero que no traiga pan o patatas fritas a la mesa. Pida un aperitivo bajo en calorías o beba una bebida baja en calorías como el agua en su lugar.
- Divida las comidas con otros y una ensalada extra para la cena.
- Coma más saludablemente durante el día en preparación para una noche en un restaurante.
- Coma un bocadillo saludable antes de entrar al restaurante.
- Lea el menú cuidadosamente y sea selectivo con lo que pide. Tal vez un aperitivo y una ensalada para la cena es todo lo que necesitas.
- Disminuya porciones de condimentos altos en calorías como salsas, aderezos para ensaladas o salsa, pidiendo que se coloquen a un lado.
- Sólo gaste las calorías en los alimentos que le gustan. Si no te gusta la pasta, entonces sustitúyela por verduras.
- Coma atentamente apreciando la vista, la textura y el

sabor de su comida mientras reduce su tasa de consumo.

Las personas que utilizan estas estrategias durante la comida pueden reducir su consumo diario de calorías en unas 297 calorías al día, de las cuales 124 de esas calorías provienen de restaurantes.

234. Ir Al Estilo De La Proteína

Cuando pida una hamburguesa, pida un bollo de lechuga o estilo proteína, que significa carne de hamburguesa, queso, tomate, cebolla, pepinillos, ½ porción de salsa, y envuelto en lechuga. El estilo de proteína puede ayudarte a reducir los carbohidratos y ahorrar alrededor de 150 calorías al pasar de un panecillo a la lechuga. La mayoría de los restaurantes ofrecen esta opción.

235. Aperitivos

Añadir un aperitivo saludable como una manzana, una ensalada o un tazón de sopa a base de caldo antes de comer fuera puede reducir el consumo total de calorías de la cena en un 20%. Usa tu aperitivo para llenarte, así no comes tanto durante las comidas.

236. Empacar Almuerzo

Empacar un almuerzo en vez de comer afuera es una excelente manera de ahorrar dinero y comer más sano. Pero también facilita el manejo de lo que comes y el control del tamaño de las porciones. Preparar tu almuerzo te da poder de reducción de calorías, en lugar de estar en manos de los restauradores que no tienen interés en tu pérdida de peso. Una comida en un restaurante estándar puede tener un promedio de más de 1.100 calorías.

237. Ordene el Menú para Niños

Si se te antoja una hamburguesa con papas fritas o quieres controlar las porciones en un restaurante de comida rápida, intenta ordenar del menú para niños. El tamaño de las porciones ha crecido tanto que las porciones de los niños de hoy son del mismo tamaño que las de los adultos del pasado. Intente pedir una Cajita Feliz de McDonald's para satisfacer los antojos sin perjudicar sus objetivos de pérdida de peso.

238. Evitar las Comidas en Combos

Los restaurantes de comida rápida suelen ofrecer "combo" o "comidas de valor" que suelen ser más baratas y están hechas para hacerte creer que estás consiguiendo un mejor trato. Sin embargo, estas comidas son aún peores para su salud. Las "comidas de valor" o "combo", incluyen refrescos, papas fritas, galletas u otros complementos con muchas calorías que agregan cientos de calorías a su comida. Al ordenar los artículos agrupados, es probable que compre más comida de la que necesita o desea, y termine comiendo en exceso como resultado. Para ayudar a evitar comer en exceso, sólo ordene los artículos que desea comer uno por uno.

239. Evitar los Elementos del Menú de Valores

Los artículos del "menú de valor" son artículos de comida a precio reducido en el menú de un restaurante de comida rápida, para atraer nuevos clientes y hacer que gasten en diferentes puntos de precio. Un artículo de éxito del "menú de valor", como una pizza mexicana o una hamburguesa, tiene que satisfacer varios factores para ser un éxito. Tiene que tener un precio bajo, saber bien y ser lo suficientemente grande para que el cliente sienta que está recibiendo un buen trato. Cadenas de restaurantes como McDonald's, Taco Bell o White Castre han dominado el menú de Valor y han construido sus imperios sobre su éxito.

Desafortunadamente para los clientes, los artículos del "Menú de valor" son altos en sodio, grasa, colesterol, calorías, bajos en fibra, y tienen muy pocas frutas y vegetales costosos. Los artículos del "Menú de valor " tienen un promedio de 1.000 mg de sodio, 400 calorías y 21 gramos de grasa. Otro peligro de los artículos del "menú de Valor" es que su bajo precio te anima a comprar varios artículos altos en calorías a la vez.

240. Evite Comidas Rápidas

El Departamento de Agricultura de EE.UU., dice que aproximadamente el 37% del dinero de los consumidores de EE.UU. va a la hecho de comer fuera de casa. Sólo McDonald's alimenta a 25 millones de estadounidenses al día en sus más de 14.000 locales en EE.UU. o cerca del 8% de la población.

Los restaurantes de comida rápida incentivan fuertemente esas grandes cantidades para atraer a los consumidores. Una persona puede elegir entre una bebida de 8 onzas o una de 40 onzas, pero a menudo las porciones más sustanciales son la mejor ganga. Una persona hambrienta no suele tomar las mejores decisiones en materia de nutrición y sucumbirá a las campañas de comercialización.

Sin embargo, la "comida rápida" no es sólo la comida de los restaurantes de comida rápida. Las comidas rápidas incluyen galletas, papas fritas, cereales para el desayuno, refrescos, barras de caramelo, hamburguesas, productos horneados de harina blanca, pizza y otros alimentos procesados de alto contenido calórico y bajo contenido en nutrientes. Las comidas rápidas tienen características identificables: son de fácil y rápido acceso, salen de una bolsa, lata o caja y están listas para comer sin necesidad de ser preparadas. Las comidas rápidas están hechas para ser consumidas y absorbidas rápidamente en el torrente sanguíneo. Estos alimentos tienen múltiples químicos, ingredientes sintéticos, son calóricamente densos, altamente saborizados y nutricionalmente estériles. Las comidas rápidas están hechas de ingredientes de baja calidad como el glutamato mono sódico (MSG), jarabe de maíz, edulcorantes artificiales, azúcar, agentes colorantes, sal y otros químicos potencialmente promotores de enfermedades.

Inundar rápidamente el torrente sanguíneo con calorías puede tener efectos biológicos significativos. Por ejemplo, si usted se come una magdalena de 200 calorías, la magdalena se metabolizará en azúcares simples (glucosa), que entrarán en el torrente sanguíneo en 5 a 10 minutos, aumentando rápidamente los niveles de insulina que permanecen en la sangre durante horas. Por otro lado, si usted comiera 200 calorías de frijoles, los carbohidratos de los frijoles tardarían más tiempo en ser digeridos, y estas calorías entrarían lentamente en el torrente sanguíneo durante horas. Por lo tanto, comer frijoles liberaría pequeñas cantidades de glucosa en la sangre cada minuto, lo que requeriría sólo una cantidad mínima de insulina para lidiar con esta cantidad de azúcar. Exponerse al exceso de azúcar y productos de harina blanca acelera el envejecimiento y las enfermedades crónicas. En 2019, la proporción de comida en casa era del 45,2%, y la comida fuera de casa era del 54,8%.

PARTICIPACIÓN DEL GASTO TOTAL EN ALIMENTOS

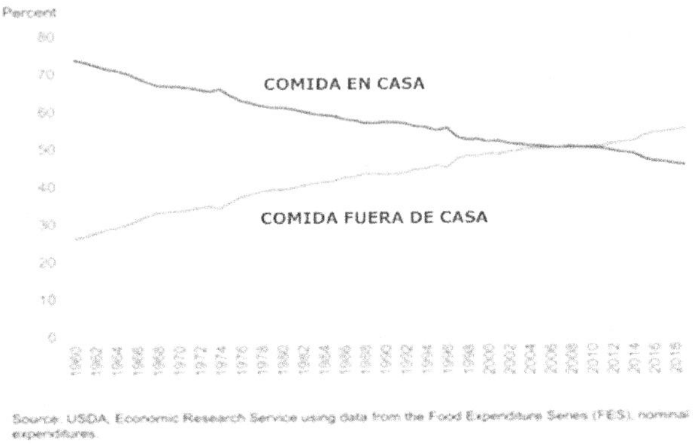

V. Comer en Casa

241. Cambie sus ensaladas

Comer las mismas ensaladas todos los días puede ser aburrido. Varíe sus ingredientes usando diferentes vegetales, quesos, nueces, proteínas y aderezos. Las ensaladas son una herramienta valiosa para ayudarle a alcanzar sus objetivos de pérdida de peso. Las ensaladas son excelentes como aperitivo para ayudarle a comer menos durante las comidas y aumentar la saciedad.

242. Aburrimiento al Comer

El aburrimiento puede ser malo para el cerebro al disminuir la memoria y la agudeza mental. Sin embargo, también hace que aumente de peso, despojándole de su capacidad para elegir alimentos inteligentes y convirtiéndole en un comedor emocional. Comer emocionalmente puede hacer que comas en exceso o que des prioridad a los alimentos menos nutritivos sobre los que tu cuerpo necesita. Comer por aburrimiento casi siempre ocurre cuando no tenemos la necesidad fisiológica de comer. Después de los primeros bocados, lo que estés comiendo ni siquiera se sentirá satisfactorio porque no te estabas muriendo de hambre en primer lugar. Para prevenir el aburrimiento al comer, haz actividad física o mental para mantenerte ocupado.

243. Viste tu comida

Recuerdo haber desayunado con un amigo y haber pedido panqueques. Era una opción poco saludable para empezar, y fue sólo el comienzo de mi desventura alimenticia. El restaurante sólo ofrecía margarina y jarabe de panqueques hecho de jarabe de maíz de alta fructosa para endulzar los panqueques.

Si vas a salir a comer a un lugar donde sabes que no ofrecen opciones saludables, considera traer el tuyo para mejorar el contenido nutricional de tu comida. Por ejemplo, lleve mantequilla alimentada con hierba a un restaurante que sepa que sirve margarina; aceite de oliva extra virgen o vinagreta balsámica para su aderezo de ensalada si sólo ofrece opciones poco saludables a base de aceite de soja; un aguacate o condimentos de hierbas saludables como alternativa de sal. Pensar con anticipación puede ayudarle a evitar tener que comer altas calorías o condimentos no saludables para disfrutar de su.

244. Aumentar la Ingesta de Fibra

La fibra ayuda a perder la grasa de la barriga y a reducir el apetito al retardar el movimiento de la comida a través del intestino. La fibra, a diferencia de otros alimentos, no se digiere en el intestino delgado. En cambio, se traslada al intestino grueso, donde se produce la fermentación. Esta diferencia aumenta la plenitud durante períodos más prolongados, retrasa la digestión, aumenta la absorción de nutrientes y previene el estreñimiento. Una forma sencilla de añadir más fibra a una dieta equilibrada es aumentar el consumo de frutas, legumbres, granos enteros (avena y arroz integral) y comer verduras.

Un tipo de fibra, la fibra viscosa, sólo se encuentra en alimentos vegetales como frijoles, cereales de avena, coles de Bruselas, semillas de lino, espárragos, naranjas, y el suplemento de pérdida de peso glucomanano. Cuando la fibra viscosa se mezcla con agua, forma un gel. Este gel permanece más tiempo en el estómago, aumenta el tiempo de absorción de nutrientes y reduce el apetito y la ingesta de alimentos.

245. Pruebe la Preparación de la Comida

Dependiendo de sus hábitos alimenticios, la preparación de las comidas puede ayudar a algunas personas a perder varios kilos a la semana. Tener una rutina de comidas puede ayudar a evitar los impulsos de comer. La preparación de las comidas puede ayudarle a ahorrar en comestibles, ahorrar tiempo, comer más saludablemente y alcanzar sus metas de pérdida de peso. Hacer las comidas en tandas durante la semana le ayuda a planear, ahorrar tiempo y mantenerse en su plan de alimentación saludable. Tener comidas y bocadillos caseros fácilmente disponibles puede ayudarle a evitar el autoservicio y los alimentos procesados.

246. Haz que tu Foto de la Comida Sea Perfecta

La tendencia actual de tomar fotos de su comida y publicarlas en Instagram o Facebook ha llevado a la gente a tomar mejores decisiones sobre la comida. Esto tiene tres beneficios. El primero es el miedo a la vergüenza social. No muchas personas quieren mostrarse comiendo alimentos no saludables, especialmente cuando tienen problemas de peso o de salud. En segundo lugar, hacer que su comida se vea perfecta puede alentarlo a elegir opciones de vegetales más saludables y coloridos. En tercer lugar, las personas que dedican tiempo a preparar la comida que comen, tienden a disfrutar más de su comida que de la comida que se les prepara, incluso si la comida se considera "saludable."

247. Masticar Bien la Comida

Masticar la comida reduce la velocidad de la ingestión de alimentos, reduciendo la ingestión de calorías y causando la pérdida de peso. Después de cada mordisco de comida cuenta el número de veces que masticas, esta es una buena manera de empezar a masticar tu comida por más tiempo. Masticar también es vital para la digestión, y al reducir la ingesta de alimentos, el estómago tendrá más tiempo para aumentar las hormonas intestinales que indican al cerebro que está lleno y ayuda a reducir la ingesta de calorías.

248. Cepíllese los Dientes

Después de comer, si siente la necesidad de seguir comiendo, ponga la servilleta sobre el plato, aléjela, levántese y cepíllese los dientes. Cepillarse los dientes le ayudará a reducir el tiempo que pasa entre los bocadillos, a disminuir el apetito y a evitar comer en exceso. Cepillarse los dientes es lo opuesto al perro de Pavlov en la teoría del condicionamiento operante. Cepillarse los dientes es una señal para tu cerebro de que has terminado de comer, y es hora de hacer otra cosa. No cepillarse los dientes deja la idea abierta a que comas más. Por otro lado, una vez que te cepillas los dientes, puede ser una molestia repetirlo para poder mordisquear algo.

249. Siga la Dieta Mediterránea (MD)

Seguir los hábitos alimenticios de las personas que viven en el Mediterráneo reducirá la inflamación, aumentará la pérdida de peso, mejorará la salud del corazón y promoverá un mejor control del azúcar en la sangre. El estilo de alimentación fomenta los alimentos nutritivos como frutas, verduras, granos enteros y grasas saludables, al tiempo que limita los ingredientes procesados y el azúcar añadido.

250. Come Con un Amigo, Así Te Tomas Tiempo Para Charlar Durante Tus Comidas

El estómago tarda 20 minutos en enviar una señal al cerebro de que estás lleno. Por lo tanto, la comida rápida, además de estar llena de aditivos no saludables, está hecha para ser consumida lo más rápido posible. Apresurarse con las comidas puede causar que comas en exceso. Una de las cosas que siempre he admirado y apreciado es cómo la gente en Italia o Francia se sienta, come y charla por períodos prolongados. Como americano de una ciudad rápida, esto parecía un lujo y una razón suficiente para mudarse a Europa, donde la gente aprecia mucho más la hora de comer como un momento para socializar y disfrutar de la compañía de alguien. Extender la hora de la comida a por lo menos 20 minutos, hablando y visitando a la familia y amigos mientras se come.

251. Alimentación Consciente

La alimentación consciente se basa en el concepto budista de la atención. La atención plena es un tipo de meditación que te ayuda a reconocer y a tratar con tus emociones y sensaciones físicas. Se usa para tratar muchas condiciones de salud, incluyendo desórdenes psicológicos y comportamientos relacionados con la comida

La alimentación consciente puede ayudar a reducir los antojos de comida y mejorar el control de las porciones. Usando la atención consciente, puedes alcanzar un estado de atención total a tus antojos, experiencias y señales físicas al comer. Empieza por evitar las distracciones mientras comes, incluyendo computadoras, teléfonos celulares, televisores y materiales de lectura. Las personas que comen mientras están distraídas pueden comer entre un 10 y un 25% más por comida, causando un aumento de peso significativo con el tiempo. Mantener la mente ocupada mientras se come puede evitar que las señales de saciedad le indiquen al cerebro que ya se ha saciado. En su lugar, coma sentado cómodamente en una mesa, concentrándose en el sabor de la comida, y reconociendo cuando se siente lleno.

Comer de forma consciente puede ayudarle a comer más despacio y a controlar su peso más fácilmente.

Técnicas de alimentación consciente:

- Come despacio y sin distracciones.
- Presta atención a tus señales de hambre y detente cuando estés lleno.
- Sea consciente del hambre real y de las causas no relacionadas con el hambre para comer
- Enciende todos tus sentidos notando los sabores, colores, sonidos, olores y texturas.
- Lidiar con la ansiedad y la culpa por la comida
- Comer para mantener la salud y no por diversión
- Sea consciente de los efectos de los alimentos en sus sentimientos y en su cuerpo

Tomar estas medidas le ayudará a apreciar su comida y a reemplazar los pensamientos y reacciones automáticas con respuestas más saludables.

252. Comer Juntos en Familia

Comer sano puede ser solitario, especialmente cuando se intenta algo nuevo a solas. Pero cuando se come saludablemente juntos, es mucho más probable que se mantengan hábitos alimenticios saludables por más tiempo. Las comidas caseras tienden a ser más bajas en grasa, calorías y azúcar que la comida rápida. Aprender a comer juntos en familia enseña a los niños a desarrollar hábitos alimenticios saludables.

W. Trucos para Bocadillos

253. Chicle

El chicle puede ser útil para superar el deseo de fumar, mejorar la memoria y perder peso. Masticar chicle puede ayudar a promover la pérdida de peso, controlar los antojos y manejar el hambre. El chicle sin azúcar es mejor porque suele tener menos de cinco calorías por pieza, en comparación con las diez calorías del chicle normal. Los planes de dieta como Jenny Craig, Weight Watchers y la Asociación Americana de Diabetes consideran el chicle sin azúcar como un alimento libre de grasa porque se queman más calorías al masticarlo que las que contiene.

Los investigadores han demostrado que las personas que mastican chicle consumen 68 calorías menos, satisfacen los antojos, reducen el estrés y se resisten a las golosinas que engordan. Los masticadores de chicle también queman alrededor de un 5% más de calorías por día de los que no lo son.

Otro beneficio es que algunas personas tienen una necesidad psicológica y sensorial de estimulación oral. Un chicle es un buen sustituto de algo mucho más alto en calorías como las patatas fritas o un donut.

Pruebe el chicle cuando tenga el deseo de comer un bocadillo entre comidas, durante una película en lugar de un bocadillo sin sentido mientras ve la televisión o en una fiesta. Tenga un poco de chicle disponible cuando tenga un antojo poco saludable o mientras cocine para evitar que le piquen los dientes.

Sin embargo, masticar chicle también puede provocar caries y erosión, especialmente cuando se endulza con azúcar, que alimenta las bacterias "malas" de la boca, dañando los dientes. Mascar chicle sin azúcar es mejor cuando se trata de su salud dental.

254. Coma los Llenadores

Antes de cada comida coma una ensalada grande, nueces, fruta, palomitas de maíz infladas al aire, papas batidas o sopa a base de caldo para ayudarle a llenarse más rápido, reducir las calorías y perder peso. Elija alimentos que estén llenos de fibra, aire o agua.

255. Palomitas de Maíz con aire

A la mayoría de la gente le encantan las palomitas de maíz, especialmente durante una película, pero las palomitas de maíz de las películas tienen un alto contenido de calorías y sustancias químicas poco saludables. Intente hacer palomitas de maíz preparadas en un aparato de aire. Las palomitas de maíz ayudan a hacer de ellas un bocadillo con alto contenido de fibra, bajo en calorías, de grano entero y rico en antioxidantes. Deseche la mantequilla y espolvoree sal y pimienta, hojuelas de pimienta roja, aceite de oliva, canela o cacao en polvo.

Tres tazas de palomitas de maíz infladas al aire tienen sólo 1 gramo de grasa, 93 calorías, y casi 4 gramos de fibra.

256. Bocadillo de Emergencia Para la Noche

Si es tarde en la noche o fuera de tu tiempo de comer y te mueres de hambre, toma un bocadillo. No te vayas a la cama con hambre, o te costará dormir, y tendrás más hambre al día siguiente. Comer el tipo de bocadillo adecuado puede estimular tu metabolismo y aumentar la pérdida de peso. El bocadillo nocturno ideal es un vaso de leche de soja o de vaca. Ambas son altas en proteínas y ricas en triptófano. El triptófano es el precursor de la serotonina en el cerebro. Teóricamente, si consumes suficiente triptófano, tu cerebro producirá más serotonina unas horas más tarde, lo que te hará relajarte y mejorar el sueño. La leche de soja tiene el beneficio añadido de inducir un efecto sedante natural al aumentar los niveles de melatonina del cuerpo y reducir el tiempo necesario para dormir.

Si siente la necesidad de comer algo sustancial, coma un carbohidrato con una grasa saludable como; rodajas de pera y mantequilla de almendra, apio con guacamole, y fresas con crema espesa. Todo esto puede ayudar a mantener estable el nivel de azúcar en la sangre, así que el glucagón, una hormona que quema grasa, puede ayudarle a perder peso.

257. Anuncie Nuestros Bocadillos

Come lo que quieras, pero antes de hacerlo, grita en voz alta: "No tengo hambre, pero voy a comer esto de todos modos". Esto ayuda a romper las conductas alimenticias negativas recordándote que puedes comerlo, y reconozco que es malo para ti. Practicando esto, puedes perder alrededor de 2 libras al mes, pero lo más importante, ayuda a frenar los comportamientos alimenticios negativos.

258. Coma Bocadillos Saludables

El tamaño de los bocadillos ha aumentado con el tiempo, lo que hace que un tercio del consumo diario de calorías de las personas provenga de los bocadillos. Esta es una oportunidad para elegir tentempiés saludables para disminuir el número de calorías que la gente come durante las comidas y aumentar la sensación de saciedad. Coma bocadillos que se centren en las frutas y verduras y añada algunas proteínas con cada bocadillo para que se mantenga más lleno por más tiempo.

Opciones de Bocadillos Saludables:

Rodajas de manzana con queso de hebra, naranja con almendras, palitos de apio con mantequilla de cacahuete, yogur sin sabor con bayas y granola, zanahorias con humus son ejemplos de tentempiés saludables.

Mezcle y combine frutas con alto contenido de fibra, como manzanas, fresas, plátanos, frambuesas y naranjas, mangos, ciruelas pasas secas o dátiles con nueces sin sal ni sabor, incluyendo almendras, pistachos o nueces.

259. Barras Nutricionales

Las barras energéticas tienen un alto contenido en

carbohidratos y azúcar para darle un impulso rápido y una resistencia prolongada durante las actividades. Las barras proteínicas tienen un mayor contenido en proteínas y se utilizan mejor como sustitutas de las comidas cuando se está en movimiento. Ambas son conocidas como barras nutricionales.

Las barras nutricionales son un bocadillo popular diseñado para ser una fuente de nutrición conveniente para frenar el apetito, alimentar un entrenamiento o apoyar la reparación muscular después del ejercicio. Debido a su tamaño compacto y a su densidad de nutrientes, pueden ser ideales para un estilo de vida activo y ocupado. Sin embargo, las barras nutricionales varían ampliamente entre las marcas, los sabores y algunas pueden ser malas para la salud. Las barras nutricionales contienen 5-10 gramos de grasa y fibra, 25-35 gramos de carbohidratos, 10-40 gramos de proteína, 150-400 calorías, y micronutrientes, como calcio, hierro, magnesio, potasio, fósforo, vitamina E y vitaminas B. Las barras energéticas tienden a ser más altas en carbohidratos y más bajas en proteínas, mientras que las barras proteínicas son exactamente lo contrario.

Desafortunadamente, la mayoría de las barras nutricionales son altas en azúcar y edulcorantes artificiales como el jarabe de maíz con alto contenido de fructosa, que agrega un exceso de fructosa a su dieta y puede aumentar su riesgo de hígado graso, obesidad y diabetes cuando se consume en grandes cantidades. Las barras de menor calidad pueden ser tan poco saludables como una barra de caramelo, con un alto contenido en calorías de hasta 400 calorías, y pueden ayudar a promover la obesidad en lugar de reducir las calorías. Las barras no saludables también pueden contener grasas no saludables y que engordan, procedentes de aceites vegetales altamente procesados como el de palma, canola, cacahuete o soja.

Las barras de mayor calidad se elaboran con dátiles, stevia, frutos secos, nueces y semillas, y granos enteros como la avena o la quinua. La proteína puede provenir de proteínas lácteas como la caseína y el suero, huevos, soja, guisantes, arroz integral, o frutos secos y semillas como fuente primaria de proteína.

Las barras nutricionales de buena calidad pueden ser útiles para mantenerte saciado cuando estás huyendo y necesitas algo nutritivo. Manténgalas cerca para ayudar a frenar el apetito y evitar comer en exceso.

Las barras nutricionales también pueden variar sustancialmente en su costo, y algunas de las más costosas no valen la pena el alto gasto. Por lo general, las barras nutricionales con listas de ingredientes cortas que utilizan principalmente alimentos enteros en lugar de ingredientes altamente procesados y con un mínimo o ningún azúcar añadido son las mejores.

Otra sugerencia es envasar alimentos saludables como alternativa a las barras nutricionales, que tienden a ser altamente procesadas, independientemente de la calidad.

Las alternativas de barras nutricionales saludables incluyen;

- Nueces y semillas crudas
- Huevos duros
- Yogur sin azúcar
- Mantequilla de nueces y semillas
- Leche de vaca o leche no láctea de alto contenido proteínico.
- Tofu y tempeh
- Queso cottage
- Frijoles y lentejas
- Ciertos granos enteros
- Seitan
- Carnes magras y pescado
- Queso.

X. Viaje

260. Trastorno del Sueño

Los estudios muestran que el desplazamiento a diferentes zonas horarias, puede hacer que comas de forma más errática, aumentes de peso y desarrolles problemas metabólicos relacionados con la diabetes. Viajar y el subsiguiente cambio en nuestro ritmo circadiano cambia el crecimiento de nuestros microbios intestinales de una manera que fomenta las enfermedades metabólicas. Un cambio en nuestro ciclo sueño-vigilia puede causar el reemplazo de nuestra beneficiosa flora intestinal por bacterias que pueden causar obesidad y síndrome metabólico. Debido a que las bacterias en el estómago no están expuestas directamente a la luz, ajustan su ciclo circadiano a nuestras comidas.

Para ayudar a mitigar algunos de los aumentos de peso, comer muchos bocadillos ricos en fibra, atenerse a sus horarios de comida regulares, y mantener sus hábitos alimenticios tan rutinarios como sea posible.

261. Esté Atento a los Efectos de Vivir en una Latitud Norte

Vivir en el norte puede afectar la composición de las bacterias de tu intestino y la cantidad de vitamina D que recibes en tu cuerpo, lo que resulta en un aumento de peso. Vivir en las latitudes del norte fomenta el crecimiento de los microbios Firmicutes, que se han relacionado con el aumento de peso, mientras que disminuye el número de bacterias relacionadas con los tipos de cuerpos delgados llamados Bacteroidetes. Las investigaciones muestran que el número de Firmicutes aumenta con la latitud, y el número de Bacteroidetes disminuye con la latitud. Para ayudar a asegurar un intestino saludable, consuma alimentos fermentados y ricos en probióticos, los cuales fomentan el crecimiento de bacterias intestinales saludables.

A partir de septiembre, las personas que viven en el hemisferio norte reciben menos sol cuando comienzan los meses de invierno, los días son más cortos y hay menos sol. La piel utiliza la luz solar ultravioleta B (UVB) para fotolizar la provitamina D3 para prevenir la D3. La hormona se convierte entonces en la forma activa de la vitamina por el hígado y los riñones. Los niveles más bajos de vitamina D a menudo significan niveles más bajos de calcio, y los niveles más bajos de calcio resultarán en una menor pérdida de peso.

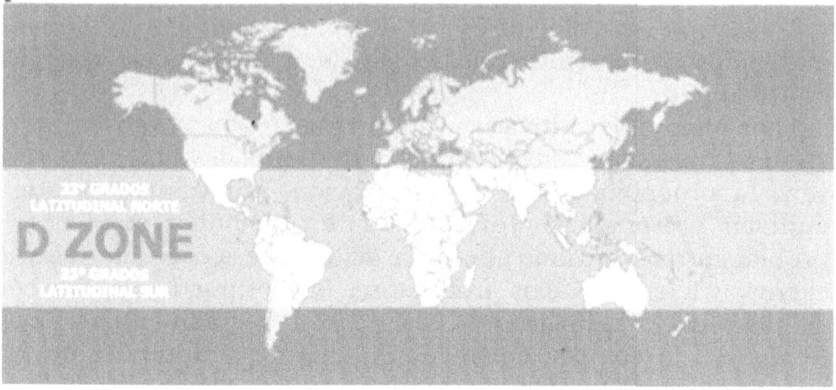

La piel produce poca o ninguna vitamina D del sol en latitudes superiores a 33 grados norte (en el área sombreada de gris de los Estados Unidos) o por debajo de 33 grados al sur del ecuador. Excepto en los meses de verano. Por lo tanto, las personas que viven en estas áreas tienen un mayor riesgo de deficiencia de vitamina D.

262. Coma de Forma Local

Cuanto antes comas frutas y verduras cosechadas, más nutritiva será la comida. Los agricultores recogen sus productos locales dentro de las 24 horas de venderlos en los mercados de agricultores. Los productos importados se recogen en verde para que duren mientras viajan, se sientan en un centro de distribución, y luego llegan a su tienda, reduciendo así el valor nutritivo, ya que la mayoría de las plantas producen la mayoría de sus nutrientes durante las etapas finales de maduración en la vid o la rama. Por lo tanto, la fruta o verdura puede parecer la misma, pero el sabor y el valor nutritivo a menudo será mucho menor. El mercado agrícola de su vecindario es un excelente lugar para comprar frutas y verduras frescas.

El paseo por el mercado es un buen ejercicio, y te mantiene ocupado con lo que comes, ayudándote a sacar el máximo provecho de tu salida con mentalidad nutricional y exponiéndote a una variedad de alimentos saludables. También reduce la exposición y la tentación de comprar alimentos procesados.

La comida local tiene un trayecto más corto entre la cosecha y tu mesa, así que es buena para el medio ambiente. Cuando pienses en lo que es mejor para ti comer, considera también lo que es mejor para el planeta. No consumir alimentos que han sido transportados por avión o por barco desde largas distancias ayudará a reducir la huella de carbono de lo que estás comiendo y a asegurar su valor nutritivo. El dinero gastado en alimentos cultivados en tu comunidad se reinvierte en negocios y servicios en tu ciudad.

Los alimentos cultivados localmente son más seguros, ya que cuantos más pasos haya entre tú y tu fuente de alimentos, mayor será la probabilidad de contaminación. Los alimentos que se cultivan y transportan desde lugares distantes pueden tener problemas de seguridad alimentaria durante la cosecha, el lavado, el envío y la entrega. Los productores locales pueden decirle cómo se plantaron, cultivaron y cosecharon los alimentos. Invertir tiempo en la compra de buenos alimentos y aprender sobre la alimentación saludable le ayudará a comer mejor a medida que su inteligencia nutricional aumenta.

Y. Suplementos

Teóricamente, podemos obtener la mayoría de los nutrientes de los alimentos que comemos sin tomar suplementos, excepto la vitamina B12 y la vitamina D. B12 porque la mayoría de las cosas se desinfectan en exceso y no comemos suficiente tierra beneficiosa. Vitamina D porque no recibimos suficiente luz solar. Sin embargo, la mayoría de las personas son deficientes en vitaminas debido a que no llevan una dieta balanceada y nuestros alimentos no son tan nutritivos como solían ser debido a la agricultura excesiva y al consiguiente agotamiento de los nutrientes del suelo. Como resultado de estos factores, tendríamos que comer alrededor de veinte libras al día de varios alimentos para obtener las vitaminas y los nutrientes necesarios que necesitamos en nuestra dieta.

La industria de los suplementos es una industria de 40 mil millones de dólares al año, y tienen mucho dinero para comercializar una variedad de productos. La mayoría de los productos tienen efectos inconsecuentes. Los suplementos son hechos por muy pocas compañías que venden sus materias primas a otras compañías para poner su marca en ellos. Por ejemplo, una botella genérica de vitamina D puede costar 5 dólares, mientras que una botella de marca de la misma vitamina comprada al mismo proveedor puede costar 40 dólares. La única diferencia es el logo de la compañía estampado en la botella. Por lo tanto, es muy poco probable que usted obtenga beneficios adicionales por pagar más por los suplementos de marca. Cuando los científicos miden las vitaminas en la sangre, encuentran que los niveles son los mismos tanto si la persona estaba tomando una marca de nombre como una marca genérica.

Los estudios muestran que la dieta promedio de los estadounidenses es deficiente en varios nutrientes esenciales, incluyendo calcio, potasio, magnesio y vitaminas A, C y D. Consulte los sitios web de los Institutos Nacionales de Salud (NIH) y del Centro Nacional de Salud Complementaria e Integrativa (NCCIH) para conocer las últimas investigaciones y recomendaciones sobre suplementos. Para obtener más información sobre los suplementos, consulte el libro "Descifrando el Código de las Vitaminas" del Dr. Ernesto Martínez.

Nutriente	Cuánto se debe tomar	No te excedas
Calcio	1,000-1,2000 mg	2,000 mg
Folato	400 mcg	1,000 mcg
Hierro	8 mg	45 mg
Vitamina A	700 mcg	3,000 mcg
Vitamina B6	1.5 mg	100 mg

Vitamina B12	2.4 mcg	No estabilizado
Vitamina C	75 mg	2,000 mg
Vitamina D	600-800 IU	4,000 IU
Vitamina E	15 mg	1,000 mg

263. Vitamina D

La vitamina D es vital para la función inmunológica, el crecimiento óseo, el control del peso y muchas otras funciones corporales. La vitamina D se produce principalmente en la piel cuando se expone a la luz solar. Sin embargo, también se puede absorber de los alimentos que consume y a través de suplementos. Los alimentos que contienen vitamina D incluyen pescados grasos, yemas de huevo, ciertos hongos y productos lácteos fortificados. Los estudios en animales y humanos sugieren que las personas que toman una combinación de vitamina D, vitamina K y calcio pierden dos veces más grasa que otras que no lo hacen. Los tres suplementos tienen un efecto sinérgico beneficioso para la salud ósea y cardiovascular.

Más del 42% de los estadounidenses tienen deficiencia de vitamina D, principalmente debido al trabajo en interiores. En condiciones ideales, de 10 a 15 minutos de luz solar en brazos y piernas varias veces a la semana pueden ayudarlo a producir toda la vitamina D que necesita. Sin embargo, las condiciones ideales se ven afectadas por la hora del día, la temporada, la ubicación, la nubosidad e incluso la contaminación que puede bloquear la cantidad de UVB que llega a la piel. Mientras más piel esté expuesta, más vitamina D producirá su cuerpo. La producción de vitamina D está influenciada por el color de la piel (los afroamericanos producen aproximadamente la mitad de la vitamina D que los estadounidenses blancos), y las personas de 65 años o más generan solo una cuarta parte de la vitamina D que las personas de 20 años.

Los efectos del protector solar sobre la producción de vitamina D son mínimos.

El protector solar previene las quemaduras solares al bloquear la luz UVB. Sin embargo, pocas personas se ponen suficiente protector solar para bloquear toda la luz UVB o lo usan de forma irregular.

264. Ácidos Grasos Omega

El aceite de pescado derivado de peces grasos como las anchoas, la caballa, el salmón y el bacalao es uno de los suplementos dietéticos más populares del mundo. Sus beneficios para la salud provienen de dos tipos de ácidos grasos omega-3, el ácido docosahexaenoico (DHA) y el ácido eicosapentaenoico (EPA). Las investigaciones demuestran que ambos tienen múltiples beneficios para la salud, incluyendo la mejora de la pérdida de peso y la salud del corazón y el cerebro. El krill crustáceo también se utiliza para producir suplementos de ácidos grasos omega-3 y es mejor que el aceite de pescado. Sin embargo, ninguno de los dos es sostenible, y debido a la contaminación ambiental, prácticamente todos los peces tienen niveles inseguros de mercurio y otras toxinas. Por lo tanto, sus beneficios pueden ser superados por su toxicidad. Aunque no es tan potente, puede utilizar fuentes vegetales como semillas de chía, coles de Bruselas, aceite de algas, semillas de cáñamo, nueces, semillas de lino y aceite de perilla.

265. Coma Tierra

La geofagia, la práctica de comer tierra, se ha practicado durante miles de años para tratar una variedad de problemas de salud. Consumir tan sólo 500 miligramos de tierra al día en productos agrícolas podría aumentar la pérdida de peso.

El ochenta por ciento de las personas no obtienen suficientes vitaminas B en su dieta debido a la moderna higienización de los alimentos. El exceso de lavado de los productos elimina toda la suciedad y destruye los microorganismos beneficiosos. Los organismos del suelo ayudan a mantener el intestino sano y a fortalecer la respuesta inmunológica, alimentando las células del colon y del hígado, y matando las bacterias dañinas. Pequeñas cantidades de suciedad que se encuentran típicamente en las frutas y verduras de los mercados de agricultores, donde los productos no suelen ser lavados en exceso, son utilizadas por el cuerpo para producir vitaminas B. Las vitaminas B y las bacterias intestinales saludables son vitales para la pérdida de peso. Cultive algunos de sus propios productos o compre en los mercados de agricultores, donde los alimentos no sólo tienen tierra, sino que son más frescos y tienen un mayor contenido nutricional.

266. Aloe Vera.

El jugo de aloe vera es rico en vitaminas del grupo B, C y E, y en múltiples minerales (calcio, cobre, cromo, sodio, selenio, magnesio, potasio, manganeso y zinc). El aloe vera promueve la pérdida de peso al estimular el metabolismo, aumentar el control del azúcar en la sangre, mejorar la digestión y reducir la inflamación en el cuerpo. Esto se traduce en un sistema digestivo saludable, un procesamiento eficiente de los alimentos y una desintoxicación que ayuda a perder peso.

El gel dentro de las hojas de la planta de aloe vera debe ser removido y agregado a los batidos, ensaladas, sopas, salsas y salteados hechos en casa.

267. Vinagre de Sidra de Manzana

El vinagre de sidra de manzana se hace cortando manzanas y combinándolas con levadura para convertir su azúcar en alcohol. El alcohol es luego fermentado en ácido acético usando bacterias. El ácido acético es antiinflamatorio, reduce el azúcar en la sangre, disminuye los niveles de insulina, quema la grasa, suprime el apetito y reduce el almacenamiento de grasa. El vinagre de sidra de manzana sin filtrar tiene la "madre" turbia en el fondo de la botella. La madre son grupos de bacterias que tienen más beneficios para el intestino que el vinagre filtrado. Añadir vinagre de sidra de manzana a su dieta puede beneficiar el azúcar en la sangre, la sensibilidad a la insulina, los síntomas del síndrome de ovario poliquístico (SOPQ) y el colesterol. El vinagre también combate las bacterias y los virus.

Los estudios demuestran que añadir 1 ó 2 cucharadas de vinagre de sidra de manzana a su dieta al día puede ayudarle a perder alrededor de 0,9-1,2 libras al mes. Mezcle con jugo o agua y beba.

268. Creatina

La creatina se encuentra de forma natural en las células musculares. Los suplementos de creatina le dan más energía, promueven el crecimiento muscular y facilitan la pérdida de peso. La creatina hace que las células musculares almacenen más agua, lo que hace que los músculos parezcan más grandes. También le da más energía y fuerza para hacer más trabajo durante las actividades. Sus músculos se fortalecerán y serán más prominentes a partir de este aumento de intensidad.

La creatina es un suplemento efectivo con poderosos beneficios tanto para el rendimiento atlético como para la salud. Puede estimular la función cerebral, combatir ciertas enfermedades neurológicas, mejorar el rendimiento en el ejercicio y acelerar el crecimiento muscular.

269. Almidón Resistente

La mayoría de los carbohidratos de los alimentos que comemos son almidones. Los almidones son largas cadenas de glucosa que se encuentran en los cereales, las patatas y otros alimentos. Una parte de algunos almidones es un almidón resistente, y pasa a través del tracto digestivo sin ser digerido. Funciona como la fibra soluble, y mejora la sensibilidad a la insulina, causa pérdida de peso, reduce los niveles de azúcar en la sangre, disminuye el apetito y mejora la digestión.

Puede añadir almidones resistentes a su dieta, comiendo alimentos con alto contenido de almidón resistente como patatas crudas, o patatas cocidas y enfriadas, plátanos verdes, plátanos, anacardos, avena cruda, arroz cocido y enfriado, cebada o legumbres (judías negras, judías blancas, judías del norte, guisantes de ojo negro, guisantes y lentejas). De lo contrario, tome almidón de papa seco, fibra de acacia o polvo de cáscara de psyllium como suplemento.

El almidón resistente es efectivo porque funciona como fibra soluble y fermentable. Se mueve a través de su estómago e intestino delgado sin ser digerido, y luego llega a su colon, donde alimenta a sus bacterias saludables. El almidón resistente mejora su salud al alimentar y aumentar la población de bacterias amigables en sus intestinos, donde las bacterias utilizan el almidón resistente para producir ácidos grasos de cadena corta como el butirato.

El butirato alimenta las células del colon, lo que ayuda a reducir el nivel de pH, a reducir la inflamación, a aumentar la absorción de minerales, a disminuir el riesgo de cáncer colorrectal y a ayudar en varios trastornos digestivos. Estos incluyen la colitis ulcerosa, la enfermedad de Crohn, el estreñimiento, la diverticulitis y la diarrea.

Añadir un suplemento como la fécula de patata a sus comidas puede aumentar la sensación de saciedad y ayudarle a comer menos calorías. Tiene un sabor suave, por lo que puede espolvorearlo en su comida o mezclarlo en las bebidas sin darse cuenta. Añade unas cuatro cucharadas de fécula de patata a tus comidas a lo largo del día, empieza despacio y acumula lentamente o puedes causar flatulencia y malestar estomacal. No te molestes en tomar cantidades excesivas ya que simplemente pasará por tu cuerpo cuando llegues a los 50-60 gramos por día

(4 cucharaditas son 32 gramos de almidón). Tomará de 2 a 4 semanas para que la producción de ácidos grasos de cadena corta aumente y para que usted note todos los beneficios.

270. Prebióticos

Tu cuerpo tiene cientos de especies y trillones de microorganismos en tus intestinos. Los organismos en sus intestinos (bacterias intestinales) superan en número a las células del cuerpo en una proporción de 10 a 1 y constituyen del 1 al 3 por ciento de su masa corporal (un adulto de 200 libras tiene de 2 a 6 libras de bacterias viviendo dentro y sobre ellas). Por lo tanto, la comida que comes alimenta solo el 10% de tus células. Mientras que las fibras fermentables y los almidones resistentes alimentan el otro 90% (bacterias intestinales).

Los probióticos son bacterias beneficiosas que complementan las bacterias en los intestinos. Los seres humanos dependen de las bacterias para la digestión y la salud en general, mientras que las bacterias en los intestinos dependen del huésped para que les proporcione fibra como alimento. Un intestino saludable está relacionado con una función cerebral óptima, un peso saludable y un estado de ánimo. Otros beneficios de las bacterias incluyen la energía para la pared intestinal y las células del hígado y la producción de ácidos grasos anticancerígenos. Los probióticos se pueden introducir de forma natural al comer alimentos fermentados, incluidos el chucrut, el kéfir, el yogur, el miso, la kombucha, el tempeh y el kimchi. Comer azúcar en exceso, carnes o tomar productos farmacéuticos puede disminuir las bacterias buenas y causar disbiosis. Que es un desequilibrio en la microflora intestinal donde las bacterias dañinas crecen demasiado y causan problemas de salud.

Las personas con sobrepeso tienden a tener más bacterias malas en el intestino. El consumo de suplementos probióticos ayudará a mantener la flora intestinal saludable y capaz de procesar las más de 25 toneladas de alimentos que comerá a lo largo de su vida. Las bacterias intestinales beneficiosas también ayudan a mantener los contaminantes ambientales fuera de su sistema al filtrar las toxinas en el aire, el agua y los alimentos.

Según los investigadores, los probióticos deben tomarse con el estómago vacío a primera hora de la mañana. Cuando la producción de ácido estomacal está en su punto más bajo y los probióticos pueden hacer que llegue a sus intestinos más fácilmente.

Hay muchas opciones para los probióticos; puedes comprar

bebidas preparadas o hacer las tuyas en unos minutos. Dos de mis favoritos son;

1. Kvass de naranja, jengibre y zanahoria

Esta bebida fermentada se elabora en los países eslavos y contiene magnesio, fósforo, aminoácidos y vitaminas C y B.

Tiempo de preparación 5 minutos
Tiempo de Fermentación 2 d
Tiempo total 2 d 5 min

Equipo

colador de malla
Frasco de medio galón con tapa

Ingredientes

6 tiras grandes de piel de naranja
6 zanahorias cortadas en rodajas de 1/8 de pulgada
2 cucharadas de jengibre picado
2 cucharaditas de sal (4 cucharaditas si se omite el suero)
¼ taza de suero (opcional)
Agua según sea necesario

Instrucciones

Mezcle las zanahorias, la cáscara de naranja y el jengibre en un frasco de medio galón.

Agregue sal y suero y llene el frasco con agua, dejando un espacio superior de 1 pulgada.

Cubra con una tapa hermética y agite hasta que la sal y el suero se disuelvan en el agua.

Retire la tapa de la lata y cúbrala con una toalla de algodón.

Asegure la toalla con un anillo de enlatado o una banda elástica.

Colóquelo en un lugar cálido para fermentar durante 2 a 4 días, dependiendo de la temperatura.

Cuele el líquido del contenido, dejando alrededor de 1 taza de líquido en el frasco para otro lote de kvas. Para otro lote, simplemente vuelva a llenar con agua, deje fermentar durante otros dos días y repita.

2. Kvass de remolacha

Tiempo de preparación 5 minutos
Tiempo total 2 días

Ingredientes

2–3 remolachas
2 cucharaditas de sal
1 cucharadita de levadura seca activa o 1/4 taza de suero
2 cuartos de agua filtrada

Instrucciones

Pele y pique las remolachas crudas sin cocer en trozos de ½ pulgada y colóquelas en un frasco de medio galón.

Mezcle la sal, el suero de leche/levadura y llénelo con agua, dejando un espacio superior de 1 pulgada entre las remolachas y la parte superior del frasco. Cubra el frasco con una tapa hermética.

Guarde las remolachas a temperatura ambiente (preferiblemente entre 60 y 70 °F) hasta que fermenten con el sabor y la textura deseados (alrededor de 2 a 5 días). El sabor cambiará a medida que envejezca.

Desenrosque ligeramente la tapa todos los días para liberar el exceso de presión de gas (no quite la tapa por completo).

Una vez que el kvas sea de su agrado, coloque una tapa hermética en el frasco y guárdelo en el refrigerador. Cuando quede aproximadamente una taza de Kvass, puede volver a llenar el frasco con todos los ingredientes y el cultivo a temperatura ambiente nuevamente.

Beba un vaso de Kvass, kombucha o cualquier otra bebida probiótica por la mañana para ayudar a mantener un microbioma saludable. Debido a que las bebidas fermentadas a base de agua tienen un promedio de 30 calorías por taza, no romperá su ayuno bebiendo un vaso por las mañanas.

271. Quitosán

El quitosán es un suplemento dietético hecho de quitina, que proviene de los caparazones de cangrejos, camarones y langostas. Se cree que el quitosán puede combatir la absorción de grasa y funcionar como una ayuda natural para la pérdida de peso. Sin embargo, no se han realizado muchas investigaciones que apoyen los beneficios de la pérdida de peso del quitosán.

272. Meratrim

El Meratrim es un suplemento hecho de dos extractos de plantas que cambian el metabolismo de las células grasas. El suplemento dificulta la multiplicación de las células grasas, disminuye la cantidad de grasa absorbida del flujo sanguíneo y ayuda a las células a quemar la grasa almacenada. En promedio, las personas pierden 1,4 libras a la semana, y han reducido el azúcar en la sangre, el colesterol y los triglicéridos. No se han encontrado efectos secundarios conocidos. El Instituto Nacional de Salud de EE.UU. estudió el meratrim y encontró que es eficaz como suplemento para la pérdida de peso.

273. Glucomanano

El glucomanano es un suplemento de fibra hecho de las raíces del ñame del elefante, también conocido como konjac. El glucomanano absorbe agua y se vuelve gelatinoso, haciendo que se asiente en tu intestino y te haga sentir lleno para que comas menos. En promedio, la gente pierde 2 libras a la semana usando este suplemento.

El glucomanano también alimenta a las bacterias amigables del intestino, reduce el azúcar en la sangre, el colesterol en la sangre y los triglicéridos, y es efectivo contra el estreñimiento. Sin embargo, puede causar hinchazón, flatulencia y heces blandas.

274. Hidroxicorte

El hidroxicorte es uno de los suplementos para la pérdida de peso más populares del mundo. Está hecho de varios ingredientes, incluyendo cafeína y extractos de plantas. Las personas que usan Hydroxycorte pierden alrededor de 1,5 libras por semana. Sin embargo, si usted es sensible a la cafeína, puede experimentar ansiedad, náuseas, temblores, diarrea o irritabilidad.

275. L-Tirosina

Si tienes dificultades para deshacerte de los antojos de azúcar, prueba el aminoácido L-tirosina. Su cuerpo lo utiliza para construir proteínas y reducir el hambre de dulces mediante la señalización al cerebro para que libere los neurotransmisores dopamina (la hormona de la sensación de bienestar) y norepinefrina. La tirosina se puede encontrar de forma natural en la leche, algunos quesos (parmesano, romano, gruyère y suizo), huevos, espirulina, semillas de sésamo, carne de vacuno y tocino. El aumento de la tirosina se ha relacionado con una reducción de la grasa del vientre.

276. L-Glutamina

La glutamina es un aminoácido que ayuda a reducir y eliminar los antojos de azúcar al ayudar a estabilizar el azúcar en la sangre. Le da más energía, mantiene el peso, acelera la pérdida de peso y mantiene la masa muscular. Añade 500 miligramos de L-glutamina tres veces al día a las comidas, y un cuarto de cucharadita cuando sientas un antojo de azúcar.

277. Folato

El folato es una de las vitaminas B y se necesita para producir glóbulos rojos y blancos en la médula ósea, convertir los carbohidratos en energía y producir ADN y ARN. Las personas con los niveles más altos de folato pierden unas 8,5 veces más peso al hacer dieta que las que tienen los niveles más bajos de folato. Una mayor ingesta de folato en la dieta también reduce el riesgo de cáncer de mama. Algunos alimentos con alto contenido de folato son las espinacas, los espárragos, la papaya y los berros. El berro es alto en folato y estimula la pérdida de peso.

278. Péptidos de Colágeno

Los péptidos de colágeno son un producto proteico hecho de colágeno. Las investigaciones han demostrado que el colágeno puede mejorar la salud de las articulaciones, la función cerebral, retardar el crecimiento del cáncer, promover el sueño, mejorar la apariencia de la piel y el cabello y facilitar la pérdida de peso. El colágeno se produce hirviendo piel, huesos, tendones y ligamentos de animales de mamíferos en agua y extrayéndolo. Se puede comer como caldo de huesos, usarse en alimentos o tomarse como suplemento. El colágeno es la fuente alimenticia más rica del aminoácido glicina. El colágeno es 98-99% proteína, y el 1-2% restante es agua y pequeñas cantidades de vitaminas y minerales. Es abundante en estos aminoácidos:

Glicina: 27%
Prolina: 16%
Valina: 14%
Hydroxiprolina: 14%
Ácido glutámico: 11%

La composición de aminoácidos varía según el método de preparación y el tipo de tejido animal utilizado.

El colágeno no contiene grasa ni carbohidratos y te ayuda a perder peso. Los estudios demuestran que comer colágeno aumenta las hormonas que reducen el apetito y aumenta la sensación de saciedad. El colágeno se expande en el estómago, lo que reduce el hambre hasta en un 44 %. Agregue una o dos cucharadas al día al café, jugo, postres, batidos o comidas para obtener resultados óptimos.

Los péptidos de colágeno son idénticos a la gelatina en sus perfiles de aminoácidos, excepto que las cadenas de aminoácidos en los péptidos de colágeno se han cortado en pedazos más pequeños mediante hidrólisis. Los péptidos de colágeno tampoco tienen la funcionalidad gelificante de la gelatina y son solubles en agua fría. En contraste, la gelatina se usa por sus propiedades gelificantes, con muchos usos y aplicaciones culinarias. Como resultado, los péptidos de colágeno se usan comúnmente como suplemento nutricional. Porque puedes agregarlo a tus bebidas o mezclarlo en sopas y salsas sin cambiar su consistencia.

279. Clorela

La clorela es una antigua forma de vida que ha permanecido prácticamente inalterada durante más de 2.000 millones de años. Los estudios muestran que la clorela reduce los antojos debido a su alto contenido nutricional. La clorela es una excelente fuente de muchos nutrientes esenciales como la proteína, el betacaroteno, los ácidos nucleicos (ADN y ARN), y tiene más clorofila que cualquier otro alimento. La clorela también tiene un alto contenido de ácido gamma-linolénico (AGL), el ácido graso crucial que a menudo es deficiente debido a los desequilibrios de la dieta. El AGL ayuda a estabilizar el sistema endocrino, restaurando la salud hormonal, normalizando la actividad de la insulina, equilibrando los niveles de azúcar en la sangre y reduciendo los antojos.

Además, la clorela es 50-60% proteína, baja en calorías, un alimento completo nutricionalmente, una fuente rica en vitaminas, estimula la producción de glóbulos rojos y la dilatación arterial, el crecimiento muscular, el oxígeno del tejido muscular, la mejora del metabolismo y la respiración. Por estas razones, la clorela se utiliza en suplementos para el desarrollo muscular y la pérdida de peso. La clorela también tiene un alto contenido de yodo, que es esencial para tratar los desequilibrios tiroideos, a menudo un problema de problemas de peso.

Las personas con sobrepeso y obesas suelen estar desnutridas. Proporcionarles una nutrición completa ayuda a aliviar los intensos antojos de comida. Comer clorela reducirá los antojos de una ingesta alimentaria irregular, mejorará el ciclo de hambre y disminuirá el consumo de alimentos refinados. Los nutrientes esenciales de la clorela pueden revertir las enfermedades degenerativas corrigiendo y equilibrando los déficits nutricionales para restaurar la función celular y tisular óptima.

La clorela regula el sistema digestivo, un problema asociado a la obesidad y vinculado a la acumulación de sustancias químicas tóxicas en el sistema digestivo. También se une a las sustancias tóxicas como el mercurio, facilitando su eliminación del cuerpo.

La clorela es un probiótico que promueve la producción de una flora bacteriana saludable en todo el sistema digestivo. La Clorela es rica en fibra, lo que resulta en una mayor sensación de saciedad en las comidas y una mejor eliminación de los alimentos.

Las investigaciones muestran que la clorela bloquea la producción de células grasas y reduce las existentes. Evita que las células grasas del bebé maduren y se conviertan en células de almacenamiento de grasa cuando una persona come en exceso. La clorela promueve la pérdida de peso mediante el control de la expresión genética para producir reducciones en los porcentajes de grasa corporal, el colesterol total circulante y los niveles de glucosa en ayunas.

Mezclar la clorela en polvo en las bebidas, masticar las pastillas al final de las comidas y reducir el deseo de comer dulces, evitando las subidas de azúcar en la sangre y los antojos asociados.

280. Eliminar Productos Farmacéuticos Innecesarios

Una de las preguntas más comunes que recibo de los pacientes es por qué nunca antes han tenido que tomar un medicamento y ahora que están en el hospital, ¿tienen que tomar veinte o más pastillas al día? La respuesta es porque la mayoría de los estadounidenses están recetados en exceso. Los estadounidenses son el 5% de la población mundial, pero utilizan más del 75% de los productos farmacéuticos del mundo. El setenta por ciento de los estadounidenses toma una media de diez pastillas al día.

Uno de los resultados de tomar tantos medicamentos es la enfermedad del hígado graso no alcohólico. Su hígado es el órgano más grande dentro de su cuerpo. Ayuda a su cuerpo a almacenar energía, digerir los alimentos y eliminar toxinas. La enfermedad del hígado graso es una afección en la que la grasa se acumula en el hígado y disminuye la capacidad de funcionamiento del hígado. La mala alimentación, el consumo excesivo de medicamentos, las toxinas ambientales y las enfermedades son causas de la enfermedad del hígado graso.

La enfermedad del hígado graso, a su vez, puede causar

un desequilibrio hormonal, mala salud general y aumento de peso. Hable con su médico sobre las pruebas de hígado graso y la reducción de la cantidad de medicamentos recetados y de venta libre que toma para disminuir la carga de trabajo de su hígado y aumentar su eficiencia.

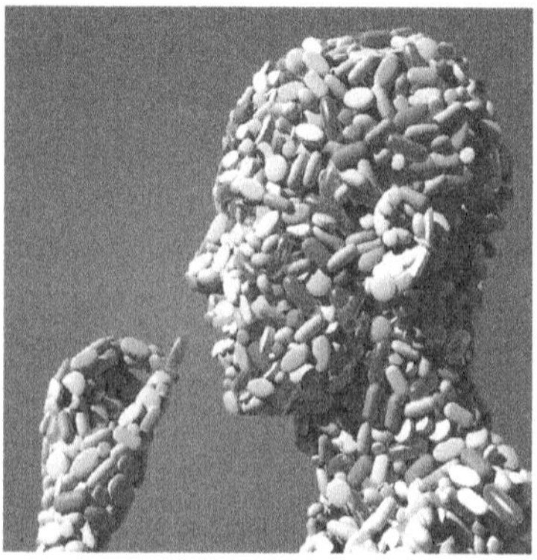

281. Melatonina

La falta de sueño puede interferir con las funciones corporales, disminuir los niveles de energía, causar aumento de peso y disminuir la condición física general. Si tiene problemas para dormir, la melatonina es una hormona natural en su cuerpo que puede tomarse como suplemento si es necesario para mejorar el sueño. La melatonina es segura, es poco probable que lo haga dependiente como otros medicamentos para dormir, no causa un efecto de resaca ni tiene una respuesta disminuida con el tiempo (habituación).

La glándula pineal secreta melatonina en el cerebro para ayudar a regular nuestro ritmo circadiano. El ritmo circadiano es el reloj interno de su cuerpo y controla su ciclo de sueño-vigilia. Los ritmos circadianos son óptimos cuando tenemos hábitos de sueño regulares y nos vemos afectados por el amanecer y el atardecer. La oscuridad estimula la liberación de melatonina de nuestro cerebro, lo que provoca somnolencia. Los niveles de melatonina alcanzan su punto máximo en medio de la noche mientras dormimos y, a medida que sale el sol, los niveles de melatonina disminuyen, lo que indica al cuerpo que se despierte.

La melatonina es la hormona principal que regula nuestro ritmo circadiano, por lo que es importante abordar los desequilibrios hormonales si tiene problemas para dormir. La melatonina también afecta a la leptina y adiponectina, así como a los niveles de insulina. Estas hormonas ayudan a regular la quema de grasa y la regulación de la glucosa. La investigación muestra que las personas que se suplementaron con melatonina mostraron una disminución de la masa grasa en un 7%, un aumento de la masa magra en un 2,9% y los niveles de adiponectina aumentaron en un 21%. Las dosis recomendadas de melatonina van desde 0,5 mg hasta 3 mg, que son adecuadas para promover el sueño o tratar el desfase horario.

Según el Instituto Nacional de Salud (NIH), se encuentra en altas concentraciones en las mitocondrias y es un antioxidante dirigido a las mitocondrias, lo que indica que es un mecanismo antienvejecimiento. La melatonina es el antioxidante lipofílico más eficaz, y ha demostrado ser dos veces más eficaz que la vitamina E para prevenir el estrés oxidativo y la apoptosis celular.

282. Polvo de Matcha

Matcha proviene de la planta Camellia sinensis, similar al té verde. Sin embargo, los agricultores cultivan matcha de manera diferente cubriendo sus plantas de té de 20 a 30 días antes de la cosecha para evitar la luz solar directa. El proceso le da a la planta un tono verde oscuro, aumenta el contenido de clorofila y aminoácidos.

Matcha contiene todos los nutrientes de toda la hoja de té verde, lo que resulta en una mayor cantidad de cafeína y antioxidantes que la que se encuentra normalmente en el té verde. Además, el matcha es fácil de preparar mezclándolo en agua fría o caliente o simplemente incorporándolo sin esfuerzo a su dieta.

Seis beneficios de Matcha

1. Te ayuda a perder peso

Mire cualquier suplemento para bajar de peso y lo más probable es que el "extracto de té verde" aparezca en los ingredientes. Matcha acelera su metabolismo, aumenta el gasto de energía y estimula la quema de grasa.

Durante el ejercicio moderado, tomar extracto de té verde aumenta la quema de grasa en un 17% y la quema de grasa en general durante 24 horas.

2. Cargado de antioxidantes

Matcha es rico en catequinas, un poderoso antioxidante que ayuda a neutralizar los radicales libres, compuestos dañinos que dañan las células y causan enfermedades crónicas. Las catequinas en matcha son hasta 137 veces mayores que en otros tipos de té verde.

3. Aumenta la función cerebral

Las investigaciones muestran que el matcha provocó mejoras en la atención, el tiempo de reacción y la memoria. Además, consumir 2 gramos de té verde en polvo al día durante dos meses ayuda a mejorar la función cerebral, especialmente en las personas mayores.

Media cucharadita (aproximadamente 1 gramo) de polvo de matcha contiene 35 mg de cafeína. Los estudios han relacionado el consumo de cafeína con una mejor función cerebral, tiempos de reacción más rápidos, mayor atención y memoria mejorada.

El matcha también es rico en el aminoácido L-teanina, que mejora los efectos de la cafeína, ayuda a prevenir caídas de energía y aumenta el estado de alerta. La L-teanina también aumenta la actividad de las ondas alfa en el cerebro, lo que induce la relajación y disminuye los niveles de estrés.

4. Protege el hígado

Los estudios muestran que el matcha previene el daño hepático y disminuye el riesgo de enfermedad hepática.

5. Previene el cáncer

El extracto de té verde matcha disminuyó el tamaño del tumor y ralentizó el crecimiento de las células del cáncer de mama en estudios. Además, el matcha tiene un alto contenido de epigalocatequina-3-galato (EGCG), un tipo de catequina con potentes propiedades anticancerígenas, y es eficaz contra los cánceres de piel, próstata, pulmón e hígado.

6. Promueve la salud del corazón

La enfermedad cardíaca es la principal causa de muerte en todo el mundo de personas mayores de 35 años, y representa aproximadamente un tercio de todas las muertes. Matcha reduce el colesterol LDL total y "malo" y los triglicéridos y previene la oxidación del colesterol LDL. Beber té verde reduce el riesgo de sufrir un derrame cerebral y una enfermedad cardíaca.

283. Metformina

En 1918, los científicos descubrieron que la hierba medicinal lila francesa (Galega officinalis) contenía guanidina, que podía reducir el azúcar en sangre. Se desarrollaron medicamentos que contienen guanidina, como la metformina, para tratar la diabetes. En 1995, la FDA aprobó la metformina para el tratamiento de la diabetes. Desde entonces, se ha convertido en el medicamento más recetado para la diabetes. La metformina está aprobada para el tratamiento de la diabetes tipo 2. Sin embargo, también se usa de forma no autorizada para tratar el síndrome de ovario poliquístico (SOP), la infertilidad, la reducción de peso, la prevención de la diabetes, las complicaciones del embarazo y la obesidad. Estudios recientes de Harvard sugieren que la metformina puede aumentar la esperanza de vida en un promedio de diez años y retardar el envejecimiento al mejorar la capacidad de respuesta del cuerpo a la insulina, los efectos antioxidantes y la salud de los vasos sanguíneos. La proteína quinasa activada (activador metabólico AMPK) (450 mg) es una alternativa menos eficaz de venta libre.

284. Glicina

La glicina es un aminoácido utilizado por el cuerpo para construir proteínas, crecer y mantener los tejidos y producir sustancias esenciales, como hormonas y enzimas. La glicina es abundante en la gelatina y puede mejorar la memoria, la atención y reducir la esquizofrenia y los síntomas del TOC. La glicina es un desintoxicante del hígado y mejora su capacidad para quemar grasa.

El cuerpo necesita glicina para fabricar compuestos esenciales, como el glutatión, la creatina y el colágeno. El glutatión es un antioxidante que ayuda a proteger las células contra el daño oxidativo causado por los radicales libres. La glicina es un componente vital de la creatina, un compuesto que proporciona energía a los músculos, mejora la salud de los huesos y la función cerebral. La glicina es el aminoácido más abundante del colágeno, una proteína estructural con varios beneficios para la salud, incluyendo para la piel, las articulaciones y los huesos. La glicina promueve el sueño y mejora la calidad del mismo a través de sus efectos calmantes en el cerebro y su capacidad para reducir la temperatura corporal. El aminoácido también protege el hígado de los daños inducidos por el alcohol y la salud del corazón. La glicina puede disminuir el riesgo de enfermedades cardíacas al prevenir la acumulación de placa y aumentar la capacidad del cuerpo para utilizar el óxido nítrico. La suplementación con glicina puede mejorar la utilización de la insulina en la diabetes de tipo 2. La glicina ayuda a preservar la masa muscular en condiciones de desgaste, como el cáncer, la desnutrición y las quemaduras.

La glicina está disponible como suplemento dietético en polvo o en cápsulas. El polvo se disuelve fácilmente en agua y tiene un sabor dulce. Debido a su sabor dulce, la glicina en polvo se utiliza como edulcorante para alimentos y bebidas.

Z. Aumentar los Niveles de Actividad para una Pérdida de Peso Más Rápida

285. Aumentar la Termogénesis de la Actividad no Relacionada con el Ejercicio (NEAT)

Las calorías se queman principalmente de tres maneras:

1) Su tasa metabólica en reposo (funciones corporales necesarias para la vida).

2) Digiriendo los alimentos

3) Moviéndose alrededor (NEAT).

Hay dos tipos de termogénesis de actividad:

- La termogénesis de actividad de ejercicio es la quema de calorías haciendo una actividad intencional (gimnasio, ir a caminar, nadar, trotar, etc.).
- La termogénesis por actividad no relacionada con el ejercicio (NEAT) son las calorías quemadas mientras realizamos nuestras actividades de la vida diaria, incluyendo dormir, comer, digerir la comida, pasear al perro, el trabajo remunerado, todo lo que no sea una actividad intencional para perder peso.

Tu trabajo influye en la cantidad de NEAT que resulta de tu trabajo diario. Trabajadores de la construcción, entrenadores personales, instructores de baile o cantineros son ejemplos de ocupaciones que tienen un alto nivel de NEAT.

Para las personas que trabajan en oficinas u otros trabajos sedentarios, tienden a tener bajos niveles de NEAT.

Ir al gimnasio durante una hora al final del día después de estar sentado durante ocho horas en el trabajo detrás de un escritorio no compensará los bajos niveles de actividad a lo largo del día. Aumentar el número de pequeñas actividades a lo largo del día acumulará las calorías quemadas y será mucho más beneficioso para usted que pasar una hora en el gimnasio. Dependiendo de su ocupación, su NEAT puede variar hasta 2.000 calorías al día, mientras que una hora en la bicicleta fija sólo quema de 300 a 400 calorías.

Los trabajos requieren cada vez menos movimiento de la gente, por lo tanto, tu trabajo tiene un impacto masivo en tu nivel de actividad diaria. La mejora del transporte, los teléfonos móviles, los videojuegos, las compras en línea y los servicios de entrega están ayudando a acelerar la tendencia hacia una menor actividad. El estar sentado es el nuevo hábito de fumar, causante de la obesidad en todo el mundo. No te centres únicamente en la comida que comes; analiza tus niveles de actividad.

Planifique actividades cada hora para aumentar su NEAT. Evite estar sentado cuando sea posible, puede quemar un promedio de 350 calorías más por día estando de pie. Diez minutos de actividad acelerarán su metabolismo, y cuanto más se mueva, más se acelerará. Aumentar su NEAT disminuirá el tamaño de su cintura, haciéndole parecer más joven. Tenga en cuenta que después de los 45 años, usted pierde alrededor de ½ libras de músculo por año. Las calorías que esos músculos habrían quemado ahora se almacenarán como grasa.

286. Cinco estrategias para aumentar la NEAT

- **Haz tus Tareas**

La jardinería, la limpieza de la casa, lavar la ropa o lavar el coche, son formas sencillas de aumentar su nivel de actividad.

- **Use las Escaleras**

Cuando sea posible, evite los ascensores o las escaleras mecánicas y tome las escaleras, aunque sea sólo para una parte del viaje. Más de los beneficios en el #259.

- **Póngase de Pie Siempre Que Sea Posible**

Estar de pie quema unas 54 calorías en un día de seis horas, y más de 1.000 calorías al mes si se permanece de pie. Use un escritorio de pie en lugar de sentarse para completar el trabajo de oficina. Estar de pie también ayuda a evitar que el dolor de espalda y cuello por estar sentado demasiado tiempo.

- **Programar las pausas de movimiento**

Si vas a participar en una actividad que requiere poco movimiento, como ver la televisión o trabajar en un escritorio, incluye el movimiento físico con el evento cada hora. Por ejemplo, no uses el control remoto cuando veas la televisión. Levántate para ajustar manualmente el volumen. En la oficina, levántese y tome un vaso de agua de un lugar distante, entregue mensajes en persona, o simplemente dé un paseo de 10-15 minutos cada pocas horas.

- **Haz más de tus recados**

Evita algunas de las comodidades modernas cuando sea posible. Caminar en lugar de usar domiciliarios, comprar tus propios comestibles, comprar en una tienda en lugar de comprar en línea cuando el tiempo lo permita.

287. Aumenta la Frecuencia de Sexo

Durante los juegos preliminares y el coito, experimentará un aumento de la frecuencia cardíaca, la presión arterial, la frecuencia respiratoria y las calorías gastadas. En promedio, las mujeres queman 69 calorías, y los hombres queman 100 por sesión de sexo. El proceso conocido como el ciclo de respuesta sexual tiene múltiples beneficios para la salud, incluyendo:

- Pérdida de peso
- Mayor duración de la vida
- Menor riesgo de ataque cardíaco
- Reducción del riesgo de cáncer de próstata
- Menos resfriados y un sistema inmunológico mejorado
- Baja la presión sanguínea
- Parecer más joven
- Mejora de la libido
- Mejora de la fuerza
- Mejor control de la vejiga (especialmente para las mujeres)
- Reducción del dolor
- Mejora de la fertilización durante el embarazo
- Mejora del sueño
- Mejora de la salud cardiovascular
- Alivio del estrés

- Mejora de la intimidad y las relaciones
- Mejora del gasto en calorías
- Aumentar la potencia cerebral
- Fortalece su bienestar
- Construye la resistencia

Si tienes dificultades con la disfunción eréctil, es una señal de que tienes problemas circulatorios. Los vasos más pequeños del cuerpo se obstruyen primero, lo que significa que puede que no estés comiendo correctamente. Comer carne no te hace más macho, sino que causa disfunción eréctil, bloquea las arterias y disminuye la circulación de la sangre. Las dietas a base de plantas son mejores para tu vida sexual.

288. Camine Afuera

Caminar al aire libre no sólo quema calorías, sino que también causa una sensación de placer, entusiasmo, aumenta la autoestima, disminuye los índices de depresión, tensión y fatiga. Mejorar la salud mental y el estado de ánimo puede conducir a elecciones de alimentos más saludables.

Use su aplicación iPhone Health para recopilar datos de salud, incluidos sus pasos para caminar y correr. Establecer una meta de 10,000 pasos al día mejora la salud de su corazón, lo ayuda a concentrarse mejor, proporciona más energía y fortalece sus pulmones, huesos y músculos. El seguimiento de sus pasos es una forma sencilla de alcanzar sus objetivos diarios de movimiento y pérdida de peso. Ver datos objetivos usando un podómetro clásico, un reloj o una aplicación de podómetro te recuerda que te mantengas activo.

289. Jardinería

La jardinería es una de las opciones más beneficiosas y relajantes para aumentar el nivel de actividad. Las personas que hacen jardinería son de 11 a 16 libras más livianas que las que no lo hacen. Si se hace regularmente, se puede obtener luz solar, aire fresco y perder peso sin siquiera ser consciente de que lo está haciendo. El trabajo de jardinería como rastrillar, podar, labrar la tierra, cavar, plantar y desherbar puede quemar hasta 200 calorías.

290. Tener una Reunión Caminando

Steve Jobs realizó reuniones a pie para impulsar la creatividad. Las investigaciones muestran que caminar aumenta la producción creativa en aproximadamente un 60 %, y puedes quemar rápidamente 150 calorías en solo 30 minutos caminando y hablando. ¡Recuerde que sentarse es el nuevo hábito de fumar! Las reuniones a pie son una excelente manera de hacer el trabajo, hacer ejercicio y respirar aire fresco.

291. Senderismo

El excursionismo proporciona muchos beneficios para la salud, desde la actividad física que se realiza en el sendero, hasta el mejoramiento emocional y mental que proviene de estar en la naturaleza.

El senderismo es uno de los mejores ejercicios para todo el cuerpo.

Los beneficios del senderismo incluyen:

- Disminución de los niveles de estrés, aumento del bienestar mental y mejora del estado de ánimo.
- Baja la presión sanguínea
- Reducción del riesgo de enfermedades cardíacas
- Reducir los niveles de colesterol
- Mejora de la salud cardiovascular
- Una disminución de los problemas respiratorios
- Mejor control de peso
- La grasa de la parte inferior del cuerpo
- Mejores resultados de la osteoartritis
- Densidad ósea mejorada
- Aumento de la flexibilidad y la coordinación
- Mejora de las relaciones con los amigos y la familia
- Mejor calidad de vida

Pasar tiempo en la naturaleza reduce el estrés, la ansiedad, mejora el estado de ánimo y puede conducir a un menor riesgo de depresión. Estar al aire libre para disfrutar de las vistas, los olores y los sentimientos de la naturaleza abre los sentidos al entorno y mejora la percepción sensorial.

Salir de excursión con un amigo, compañero, vecino, miembro de la familia o en un grupo es más divertido y crea una relación saludable.

El excursionismo también quema muchas más calorías que la caminata. Caminar quema aproximadamente 300 calorías por hora, mientras que el excursionismo quema más de 450 calorías por hora. Podrías quemar incluso más calorías en caminatas más agotadoras

292. Camina tus Llamadas

La próxima vez que recibas una llamada de alguien, levántate y empieza a caminar mientras dure la llamada en vez de sentarte. Puedes quemar 150 calorías por cada llamada telefónica de 30 minutos.

293. Use Transporte Público

El uso del transporte público puede ayudar a disminuir su huella de carbono, evitar el tráfico y ayudarle a perder peso. Es una excelente manera de aumentar la termogénesis de la actividad no relacionada con el ejercicio (NEAT). Ya sea que camine unas cuantas cuadras hasta la parada de autobús más cercana, ande en bicicleta o se apure entre los transbordos a las diferentes líneas de metro, estará haciendo un poco de ejercicio aquí y allá. Estas pequeñas cantidades de actividad pueden ayudarle a dormir mejor y a mejorar su salud cardiovascular.

Los investigadores han descubierto que las personas que van en coche al trabajo aumentan más de peso que las que utilizan el transporte público. Los viajes en auto agregan un promedio de 5.5 libras a su cuerpo, ya sea que haga o no ejercicio. Las personas que utilizan el transporte público para ir al trabajo son 27% menos propensas a tener presión arterial alta, 44% menos propensas a tener sobrepeso y 34% menos propensas a tener diabetes. Si es posible, considere dejar el auto en casa y andar en bicicleta, caminar o ir al trabajo en transporte público algunas veces por semana.

294. Camina Rápido

Ya sea que camine al baño, a su perro o a su auto, haga que esos pasos cuenten aumentando su quema de grasa. En lugar de simplemente caminar a 3.1 mph, acelere el paso a 3.5 MPH a 4, terminará quemando 1,200 calorías extras al mes.

295. Toma de Tierra

La conexión a tierra, también conocida como conexión a tierra, es el proceso de transferir los electrones de la Tierra al cuerpo al caminar descalzo al aire libre, sentarse, trabajar o dormir en el interior conectado a sistemas conductores que transfieren los electrones de la Tierra desde la tierra al cuerpo. La Tierra contiene electrones libres, que pueden llegar al cuerpo cuando está en contacto directo con el suelo. Los electrones actúan como antioxidantes para neutralizar compuestos conocidos como especies reactivas de oxígeno, que pueden dañar las células en exceso. El proceso provoca el desarrollo de antioxidantes, mejora el sueño y reduce el dolor.

296. Caminar Descalzo

Una buena postura mejora la salud general y puede mejorar la energía y prevenir la tensión muscular y el dolor de espalda. Una buena postura comienza desde cero. Cualquier zapato que tenga el talón levantado puede contribuir a una mala postura. La mayoría de los zapatos de vestir, las botas y los zapatos deportivos para hombres y mujeres tienen elevadores de talón. Incluso el levantamiento más pequeño puede afectar la postura con el tiempo. Cuando el talón se eleva por encima de los dedos de los pies, pone el cuerpo en una alineación antinatural y obliga al cuerpo a compensar. El peso se empuja sobre la bola del pie, lo que hace que el cuerpo se incline hacia adelante y tense la parte inferior de la espalda, las caderas, las rodillas, los tobillos y los pies.

Caminar descalzo pone la bola del pie y el talón a la misma distancia del suelo. Esto mantiene el cuerpo en una alineación neutral y el peso corporal centrado sobre los pies. Estar descalzo también permite que los dedos de los pies se separen, brindándole una base más sólida y un mejor equilibrio. Permitiéndole pararse más alto y tener una postura más erguida con la alineación correcta. El equilibrio mejorado ayudará en las tareas diarias, los movimientos atléticos e incluso caminar. Una buena postura ayuda a mantener una columna sana y reduce el riesgo de dolor de espalda. Una postura adecuada mejora la respiración y la digestión e incluso puede hacerte lucir más delgado. Los estudios también muestran que caminar descalzo aumenta el desarrollo sensorial y cognitivo y disminuye el estrés.

A medida que movemos el pie intrínseco, las extremidades inferiores y los músculos centrales deben permanecer parcialmente contraídos para crear tensión en la fascia y los músculos de las piernas y el centro para absorber el impacto que se produce cada vez que un pie toca el suelo. En un pie sano, el mecanismo de tensión se iniciará cuando los nervios sensoriales de nuestros pies sean estimulados por la vibración del suelo con cada paso. Sin embargo, después de toda una vida de usar zapatos, estos nervios no responden, por lo que las fuerzas de impacto no se amortiguan, sino que son absorbidas por nuestras articulaciones, tendones y huesos. Conduce a una epidemia de fracturas por estrés, fascitis plantar y tendinopatía de Aquiles.

Caminar con zapatos pondrá su pie plano sobre el talón, y los músculos de la parte delantera y media del pie difícilmente se verán desafiados. Caminar descalzo hace que la parte delantera del pie rebote en el impacto, provocando menos tensión en las articulaciones de los dedos del pie, sobre el tobillo, la rodilla, la cadera y la espalda.

El sobrepeso aumenta la presión sobre los pies, los tobillos y las extremidades inferiores, lo que aumenta la aparición de artritis, dolor en los pies y problemas en la piel de los pies. Caminar descalzo puede ayudar a corregir algunos de estos problemas.

Beneficios de Caminar Descalzo

1. Postura mejorada

Mantener una base de apoyo neutral es óptimo y mejora la postura, disminuyendo los problemas de espalda, cadera, rodilla y pie.

2. Ayuda con el insomnio

Caminar descalzo sobre el césped puede disminuir los síntomas del insomnio y la exposición a la luz solar restaura el ritmo circadiano.

3. Función mejorada del sistema nervioso

Caminar descalzo puede estimular puntos de acupuntura específicos debajo del pie que mejoran la visión y estimulan los nervios y las venas para aumentar la circulación. Las personas con neuropatía pueden aliviar los síntomas caminando descalzos con regularidad.

4. Inmunidad aumentada

Caminar descalzo lo expone al medio ambiente, lo que ayuda a aumentar la inmunidad haciéndolo más fuerte y menos susceptible a las enfermedades.

5. Equilibra las hormonas y ayuda con los problemas menstruales

Caminar descalzo por el suelo puede ayudar a equilibrar tus hormonas al absorber iones y antioxidantes. Disminución de la probabilidad de cambios de humor, dolores de cabeza, dolor de estómago, aumento de peso, acné, estreñimiento y otros problemas.

6. Actividad cardiovascular mejorada

Caminar descalzo hace que se activen más músculos de los

pies para que se contraigan y se relajen durante el movimiento. Esto mejora la circulación sanguínea y conduce a un sistema cardiovascular más saludable.

7. Mayor vitalidad

Caminar descalzo sobre arena, rocas y tierra fortalece los pies, las pantorrillas y las piernas. La resistencia estimula los puntos de presión en los pies, lo que aumenta los niveles de energía. A medida que sus pies se acostumbren, desarrollará más potencia en sus piernas y cuerpo.

8. Reduce la inflamación

El aumento de la absorción de antioxidantes al caminar descalzo reduce la inflamación en su cuerpo. La inflamación no controlada puede causar cáncer, envejecimiento, problemas cardíacos y otros problemas.

9. Mejora el estado de ánimo

Tu cuerpo absorbe electrones negativos a través de la Tierra, lo que equilibra tu entorno bioeléctrico. Esto conduce a una química cerebral mejorada, lo que ayuda a disminuir los cambios de humor y a relajarte.

10. Estabiliza la presión arterial

Caminar descalzo es como un masaje de reflexología podal que disminuye los niveles de estrés. Disminuir el estrés estabiliza la presión arterial.

Conceptos Erróneos Comunes Sobre Caminar Descalzo

1. ¿Se pueden contraer infecciones por andar descalzo?

Estar expuesto al medio ambiente ayuda a desarrollar su sistema inmunológico. Estarás bien si no tienes llagas abiertas.

2. ¿Caminar sobre la hierba mejora la vista?

Hay un punto de presión en tus pies que se conecta a los nervios de tu ojo. Andar descalzo estimula este punto lo que mejora la vista.

3. ¿Causa dolor en las articulaciones caminar descalzo?

Caminar descalzo reduce el dolor en todas las articulaciones con el tiempo, ya que afloja los músculos tensos y fortalece el cuerpo, mejorando la estabilidad de las articulaciones.

4. ¿Es seguro caminar descalzo en la ciudad?

Caminar descalzo en la mayoría de las superficies es beneficioso. Sin embargo, obtendrá el mayor beneficio al caminar en áreas naturales como playas, desiertos, rutas de senderismo o alrededor de su casa.

Es importante pasar lentamente a caminar descalzo. Años

de usar calzado sobreprotector e inadecuado hacen que los pies se debiliten. Caminar descalzo permite que el pie pase por un rango completo de movimiento, fortaleciendo los pies con el tiempo. Esta transición gradual ayudará a prevenir lesiones.

297. Ejercicios de Kegel

Si te sientas por largos períodos durante el día, los Kegels tienen múltiples beneficios. Al sostener una pequeña bola o una almohada doblada entre los muslos y apretar, puede trabajar los músculos del suelo pélvico. Aplicando bandas en los muslos, puede fortalecer el trasero y los muslos. El mero hecho de trabajar en esto mientras trabajas en tu escritorio ayuda a quemar calorías, mejora la circulación, ayuda con la incontinencia, hace que la vagina femenina esté más firme y ajustada durante el coito y ayuda con la disfunción eréctil.

298. Actividad Intermitente

Por cada hora de televisión que se ve después de los 25 años, se pierden 22 minutos de esperanza de vida promedio. Una persona que pasa un promedio de seis horas al día viendo la televisión puede esperar vivir 4,8 años menos que alguien que no la ve.

Para que ver la televisión sea más saludable, aumente su nivel de actividad usando anuncios para las pausas de actividad. Durante cada descanso complete una actividad, haciendo tantas como pueda. Si está viendo un servicio de transmisión, tome un descanso cada 30 minutos y haga cinco minutos de actividad. Cambie de actividad en cada segmento comercial, hasta que trabaje todo el cuerpo. Por ejemplo, flexiones, sentadillas, saltos en reversa, abdominales y saltos de tijera. El segmento de la película se convierte en su tiempo de recuperación.

299. Usa Peso

Guarda las pesas para los tobillos y un chaleco con pesas en tu coche para poder ponértelas cuando hagas los recados. Cualquiera de los dos se puede ocultar fácilmente bajo la ropa suelta.

Puedes usar uno o ambos para maximizar tu entrenamiento. Los chalecos con pesas tienen una opción para agregar peso adicional según se desee. Para alguien con poco tiempo, esta es una excelente manera de quemar calorías y construir músculo.

300. Toma dos Minutos

No importa lo ocupado que estés durante el día, sólo necesitas dos minutos y medio para estimular tu metabolismo y quemar calorías. Las investigaciones han demostrado que las personas que hicieron cinco estallidos de 30 segundos de actividad de máximo esfuerzo, como saltar a la cama, sentarse en cuclillas, correr escaleras arriba o hacer burbujas, con un descanso de cuatro minutos entre ellos, impulsaron su metabolismo durante las siguientes 24-48 horas, y quemaron 200 calorías adicionales ese día.

301. Siéntese en una Balón de Terapia

Sentarse en una balón de terapia en lugar de una silla de oficina puede ayudarle a quemar calorías y a desarrollar sus músculos centrales mientras trabaja. La inestabilidad de una balón de ejercicio requiere que el usuario aumente la activación de los músculos del tronco y, por lo tanto, aumente la fuerza del núcleo y mejore la postura. Pruebe a sentarse en una pelota de deporte durante incrementos de 30 minutos durante el día para quemar 100 calorías adicionales al día, lo que suma 30.000 calorías extra o unas 8,5 libras al año durante 300 días de trabajo.

302. Toma las Escaleras

Subir las escaleras es sorprendentemente eficaz para ayudar a las personas a perder peso. Cuando se enfrenta a tomar un ascensor, una escalera mecánica o escaleras, subir escaleras le permite quemar el doble de calorías que caminar. Al subir dos tramos (tramo = 10 escalones) de escaleras al día, una persona de 150 libras podría perder alrededor de 6 libras por año. Si sube cuatro tramos de escaleras al día, perderá 12 libras al año o una libra al mes sin ir al gimnasio.

Subir escaleras ayuda a prevenir un estilo de vida sedentario, fortalecer los músculos, mejorar la aptitud cardiovascular, reducir el riesgo de accidente cerebrovascular y quemar más calorías que trotar. En un estudio realizado por el Instituto Nacional de Salud de los Estados Unidos, las personas de 26 a 67 años que subieron de 1 a 6 tramos de escaleras gastaron un promedio de 13.1 segundos en viajar entre cada piso por escaleras y 37.5 por ascensores.

Las personas ahorraron unos 15 minutos al día al usar las escaleras en lugar del ascensor. La mayoría de los participantes informaron que la fatiga por subir escaleras no afectó su rutina diaria y que podían continuar con sus tareas sin descansar. El uso del ascensor suele implicar un tiempo extra debido a la espera de su llegada. La hora del día y el día de la semana también influyen en la cantidad de tiempo que se pasa esperando el ascensor. Usar las escaleras en lugar del ascensor ahorra unos 15 minutos cada día de trabajo. Este ahorro del 3% por día de trabajo podría traducirse en una mejora de la aptitud y la productividad.

303. Estira

Si no te estiras activamente, perderás el 10% de tu flexibilidad cada diez años. Estirarse al menos tres veces por semana evitará caídas, mejorará el equilibrio, aliviará el dolor, la tensión y mejorará la circulación. El estiramiento regular también le facilitará el movimiento y hará que su cuerpo se sienta bien. Cuando se siente bien, es más probable que se mueva con más frecuencia, queme más calorías y mejore sus posibilidades de perder peso.

304. Construye músculo con 15 minutos a la semana

En el ejercicio, cuanto mayor sea tu esfuerzo, menos tiempo podrás sostenerlo. Es por eso que un velocista puede correr más rápido que un maratoniano. La diferencia es que el velocista solo puede correr 100 metros durante diez segundos, mientras que el maratonista puede correr 26 millas durante dos horas. Teniendo en cuenta su composición corporal, el velocista tiene un cuerpo musculoso y el maratonista tiene una constitución más delgada.

Las investigaciones muestran que es innecesario esforzarse en el gimnasio varias horas al día. Puede completar la cantidad mínima de actividades y obtener el crecimiento muscular más extraordinario.

La primera forma de aumentar la intensidad es limitar el rango de movimiento durante el ejercicio. Una persona puede ganar más músculo levantando 100 libras unas pocas pulgadas de lo que podría levantar levantando 50 libras en todo el rango de movimiento. El entrenamiento de contracción estática se enfoca en desarrollar la mayor cantidad de masa muscular y fuerza a través de la menor cantidad de movimiento y tiempo en el gimnasio. Por ejemplo, la mayoría de los programas consisten en cuatro ejercicios para cada parte del cuerpo, 3 series de 10 repeticiones para cada ejercicio o alguna variación. En la contracción estática, haría solo un ejercicio para cada parte del cuerpo, cargando un peso 30-100% más pesado que el peso máximo que normalmente usaría para un ejercicio. Por ejemplo, en lugar de hacer press de banca en un rango completo de movimiento, su máximo de 100 lbs. Sostendría estáticamente un peso más pesado de 130 a 200 libras (sin ningún movimiento hacia arriba y hacia abajo) en su rango más fuerte pero sin bloquear sus articulaciones. Entonces, en este ejemplo, levantaría la barra unos centímetros del estante, doblaría ligeramente los codos y mantendría el peso hasta el punto de falla (donde su músculo prácticamente se rinde), luego la colocaría nuevamente en el estante. Desea cargar suficiente peso para llegar al fallo en 7-15 segundos. Si llega a los 15 segundos y puede seguir sosteniendo el peso, entonces no cargó suficiente peso, por lo que la próxima vez, debe comenzar con un peso más pesado. Una vez que llegue al fallo y baje el peso, descanse no más de 10 segundos (para que su músculo no tenga tiempo de reponer sus reservas de glucosa y esté quemando grasa) y haga una segunda serie hasta el fallo. El segundo conjunto normalmente será mucho más corto que el primero. El tiempo total invertido en dos repeticiones para un ejercicio por parte del cuerpo es de 24 a 44 segundos. Descansa 30 segundos entre ejercicios y completa 5 ejercicios para un entrenamiento de cuerpo completo.

La contracción estática es el programa de desarrollo muscular más eficiente y científicamente probado que existe. Los estudios muestran que una persona que completa un entrenamiento de contracción estática durante 10 semanas puede ganar hasta un 50 % de fuerza estática, nueve libras de músculo nuevo, una pulgada alrededor del pecho y ½ pulgada en los bíceps. Usé el entrenamiento de contracción estática para pasar de hacer ejercicio 2 horas al día, cinco días a la semana (10 horas) a 15 minutos una vez a la semana, y me fortalecí. La mayoría de las personas que hacen ejercicio regularmente se sobreentrenan, por lo que nunca ven los resultados que buscan.

El entrenamiento en intervalos de alta intensidad (HIIT) es el método más eficaz y científicamente probado para mejorar la salud cardiovascular. Una investigación publicada por el Instituto Nacional de Salud mostró que las personas que hacían un sprint de 10 a 20 segundos seis veces por semana (1 a 2 minutos por semana) mejoraron su condición física general en un 10%

después de dos meses. Se ha demostrado en numerosos estudios que el HIIT ofrece beneficios sustanciales en un tiempo más corto que el entrenamiento continuo de intensidad moderada (MICT). La intensidad del ejercicio puede compensar la duración del ejercicio. Nuestro programa realiza HIIT de mayor duración, con el objetivo de mejorar más allá del diez por ciento.

Ya sea que no pueda caminar, esté en silla de ruedas o esté en buena forma física, este ejercicio se puede adaptar a su nivel de condición física.

Puede completar entrenamientos de contracción estática con el peso corporal, bandas de ejercicio, máquinas, pesas o una plataforma vibratoria.

Los estudios muestran que las personas que usan una plataforma vibratoria pierden un 11 % más de peso corporal que las personas que usan equipos de ejercicio convencionales.

Además, ten en cuenta que quieres impactar a tu cuerpo. No te apegues a una rutina repetitiva semanalmente, o te estancarás rápidamente y verás pequeños cambios en la composición de tu cuerpo.

Régimen de movimiento de muestra para un crecimiento máximo con un esfuerzo mínimo.

Lunes HIIT (entrenamiento de impacto de alta intensidad)

30 segundos de movimiento tan rápido como puedas (100% de esfuerzo), seguidos de 30 segundos de la misma actividad al 25% de esfuerzo (ligero descanso); repita durante 5-10 minutos. Los ejemplos de actividades incluyen carreras de velocidad, ciclismo, elíptica o impulsarse en una silla de ruedas (si usa una silla de ruedas).

Martes Movimiento

30-60 minutos de caminar, nadar, andar en bicicleta, caminar en silla de ruedas con los pies, yoga, estiramientos o cualquier otro tipo de actividad física.

Miércoles Contracción estática

Cada semana use diferentes ejercicios o equipos para sacudir su cuerpo. Muestre usando una placa de vibración, 7-60 segundos hasta que falle, descanse 10 segundos y el segundo juego durante 7-60 segundos.

1. Sentadilla; Póngase en cuclillas, de modo que sus rodillas estén a 90 grados, y sostenga. Si no puede ponerse en cuclillas, sostenga y doble ligeramente las rodillas. Si está en una silla de ruedas, coloque los pies sobre la placa vibratoria mientras se sienta en la silla y empuje los pies lo más fuerte que pueda dentro de la máquina.

2. Lagartija; Comience con flexiones de rodillas (codos levemente doblados y sostenidos), luego aumente a una posición regular de flexiones.

3. Caminata de cangrejo estática; Comience con las palmas de las manos sobre la plataforma vibratoria, las nalgas en el suelo y los codos ligeramente flexionados. Luego aumenta, manteniendo tu trasero alejado del piso mientras mantienes la postura.

4. Tablón; Comience con los codos en la plataforma vibratoria y las rodillas en el suelo. A medida que desarrolle fuerza, hágalo para mantener las rodillas fuera del suelo.

5. Puente trasero; Comience con los pies sobre la placa vibratoria, toque el suelo y empuje los pies lo más fuerte posible contra el equipo. A medida que desarrolla su fuerza, mantenga su trasero alejado del suelo mientras completa el ejercicio.

Jueves Movimiento

30-60 minutos de caminar, nadar, andar en bicicleta, caminar en silla de ruedas con los pies, yoga, estiramientos o cualquier otro tipo de actividad física.

Viernes HIIT (entrenamiento de impacto de alta intensidad)

30 segundos de movimiento tan rápido como puedas (100% de esfuerzo), seguidos de 30 segundos de la misma actividad al 25% de esfuerzo (ligero descanso); repita durante 5-10 minutos. Los ejemplos de actividades incluyen carreras de velocidad, andar en bicicleta, elíptica o impulsarse en una silla de ruedas (si usa una silla de ruedas).

Sábado Movimiento

30-60 minutos de caminar, nadar, andar en bicicleta, caminar en silla de ruedas con los pies, yoga, estiramientos o cualquier otro tipo de actividad física.

Domingo Movimiento

30-60 minutos de caminar, nadar, andar en bicicleta, caminar en silla de ruedas con los pies, yoga, estiramientos o cualquier otro tipo de actividad física.

305. No Dependa del Ejercicio para Compensar una Dieta Mala

Generalmente, la pérdida de peso es de un 75% de dieta y un 25% de ejercicio. Mucha gente cree que puede hacer ejercicio para compensar los malos hábitos alimenticios. Sin embargo, si estás tratando de perder peso, es mucho más esencial controlar lo que comes que tratar de quemarlo a través del ejercicio. El ejercicio ayuda a mantenerte sano, pero no es suficiente para contrarrestar una mala dieta.

Considere algunos de los alimentos más comunes del almuerzo. Una rebanada de pizza puede contener más de 1200 calorías. Una persona de 150 libras tendría que nadar durante dos horas para quemar una rebanada de pizza. Una hamburguesa puede tener entre 350 y 900 calorías, una orden grande de papas fritas 450 calorías, y una rosquilla 350 calorías.

En una hora de ejercicio, la misma persona quemaría; 600 calorías nadando, 400 calorías caminando, y 360 calorías haciendo yoga.

Conclusión

A. Considere la Posibilidad de Hacer Ejercicio Para Ayudar a Controlar el Peso

Algunas personas piensan que porque van al gimnasio cinco veces a la semana se libran. Sin embargo, los Centros para el Control y la Prevención de Enfermedades (CDC) de los Estados Unidos dicen que sólo el 10 por ciento de los adultos que se ejercitan en los gimnasios hacen suficiente ejercicio para mantener su peso.

Aunque no promovemos el ejercicio como herramienta principal para perder peso, sí tiene muchos beneficios y es parte de un estilo de vida saludable. Los CDC recomiendan por lo menos 30 minutos, cinco días a la semana de actividad de intensidad moderada, como una caminata rápida, para mantenerse saludable. Pero, para mantener un peso estable a largo plazo, se necesitan alrededor de 60 minutos la mayoría de los días, según el Consejo Americano del Ejercicio.

Comenzar un plan de pérdida de peso puede ser difícil, pero cuando lo hace, es cinco veces más probable que tenga éxito en sus objetivos de pérdida de peso a largo plazo si comienza a bajar libras rápidamente. También debe tener una razón para perder peso, pensar en una razón y concentrarse en esa razón para su motivación.

Normalmente, limitar la ingesta de calorías y aumentar la actividad física es la receta estándar tanto para perder peso, mejorar la salud y evitar el aumento de peso. Sin embargo, la pérdida de peso debido a la restricción calórica es ineficaz ya que resulta en una disminución del gasto total de energía corporal. Una disminución de los gastos ralentiza la pérdida continua de peso y puede contribuir a la recuperación de peso a menos que se siga reduciendo la ingesta de calorías.

Seguir quemando calorías durante la pérdida de peso, o aumentarlas después de la reducción de peso, con una dieta de menos carbohidratos y más grasas, podría ayudar a facilitar una mayor pérdida de peso y evitar la recuperación de peso. La mezcla de calorías de los carbohidratos o las grasas es un factor crítico para mantener un peso corporal saludable.

La pérdida de peso es el primer obstáculo a superar cuando se trata de la obesidad. El segundo obstáculo es mantener esa pérdida. Sólo una reducción de peso gradual y sostenida a través de cambios en la dieta puede prevenir las consecuencias negativas para la salud asociadas con la obesidad. Sin embargo, mantener una pérdida de peso significativa es notoriamente difícil. Por lo tanto, el rediseño del estilo de vida y el desarrollo de estrategias saludables que faciliten el mantenimiento de un peso corporal reducido son fundamentales para el tratamiento eficaz de la obesidad a largo plazo. Las sugerencias de este libro le darán una hoja de ruta sobre cómo proceder a continuación en su viaje de pérdida de peso.

Como Steve Jobs, el fundador de Apple, dijo una vez, "Cualquiera sea la etapa de la vida en la que nos encontremos en este momento, con el tiempo, enfrentaremos el día en que baje el telón". Atesora el amor por tu familia, el amor por tu cónyuge, el amor por tus amigos... Trátese bien. Aprecie a los demás. Ama a la gente que Dios te envió, un día los necesitará de vuelta."

B. Ejemplo de Rutina de Pérdida de Peso Diaria

6:00 AM

1) Despertar temprano.
2) Pésese y registre su peso.
3) Abre las cortinas y llena tu habitación con la luz del sol.
4) Bebe 16 onzas de agua con limón.
5) Vístase para estirar y hacer ejercicio.
6) Estire

El yoga es una excelente opción para usar, por sus componentes de fortalecimiento y estiramiento simultáneo. A continuación se muestra un ejemplo de programa de yoga para principiantes para mejorar y mantener la movilidad. Asumiendo cada posición durante treinta segundos, cada una le permitirá completar una rutina de estiramiento en 3-5 minutos.

Completa cuatro ejercicios en 3-5 minutos.
Jumping Jack: 40 repeticiones dos sets

Empuje la pared hacia arriba: 25 repeticiones dos series

Saltos a pie: 20 repeticiones por cada lado, dos series.

Escalador de montaña: 20 repeticiones cada lado dos series.

Hacer ejercicio a primera hora de la mañana acelera el metabolismo el resto del día, facilita el cumplimiento del programa, permite perder peso más rápidamente y ayuda a mantener un peso saludable. Hacer ejercicio antes del desayuno combate los efectos de las dietas altas en calorías y grasas.

Las personas que se ejercitan a primera hora de la mañana tienen un 75% más de probabilidades de hacerlo todos los días, mientras que sólo la mitad de los que se ejercitaron más tarde en el día mantuvieron su programa de acondicionamiento físico. El ejercicio temprano en la mañana mejora la calidad del sueño, mejora la función cognitiva y ayuda a tomar mejores decisiones.

7:00 AM

1) Tomar una ducha fría antes de la meditación actúa como una limpieza simbólica.
2) Meditación de consciencia mientras se está sentado al sol.
3) Empacar su almuerzo y bocadillos para el día. Planificar la comida te ayuda a comer más sano y a tomar menos calorías. También evita los atracones.
4) Beba al menos un vaso de líquidos.
5) Use ropa ajustada.

8:00 AM

1) Combinar su viaje de ida y vuelta
   Las investigaciones demuestran que caminar, andar en bicicleta o utilizar el transporte público reduce el peso corporal y el riesgo de aumento de peso.
2) Lleva tu iPhone contigo todo el día, para que registres tus pasos.
3) Siempre toma las escaleras y estaciona tu bicicleta o tu auto en el lugar más lejano.
4) Beba al menos un vaso de líquidos.

9:00 AM

1) Bebe al menos un vaso de líquido.

2) Siéntese en una pelota de terapia mientras trabaja en su escritorio.
3) Salga a caminar durante las llamadas telefónicas siempre que sea posible.

10:00 AM

1) El desayuno debe ser la comida más grande del día y rica en proteínas.
2) Disfruta tu comida con un amigo.
3) Use un pequeño plato rojo para su comida. Empaca las comidas hechas en casa en vidrio, evita los plásticos.
4) Haz un seguimiento de tu ingesta de alimentos y bebidas con una aplicación de iPhone o un bloc de notas.
5) Tome sus suplementos con su comida.
6) Cepíllese los dientes.
7) Camine al menos 5 minutos, entregando mensajes a sus compañeros de trabajo en lugar de llamarlos.

11:00 AM

1) Beba al menos un vaso de líquido.
2) Camine al baño más alejado de su escritorio.
3) Escuche música clásica mientras trabaja para ayudarle a relajarse.

12:00 PM

1) Salir a comer fuera con un amigo.
2) Contar historias divertidas y divertirse.
3) Beber al menos un vaso de líquido.
4) Comer un bocadillo.

1:00 PM

1) Bebe al menos un vaso de líquido.
2) Haga una reunión de caminata afuera, si es posible.

2:00 PM

1) Almorzar con amigos.
2) Usar varios platos pequeños para la comida.
3) Sacie su deseo de comer, comiendo una ensalada con su hamburguesa.
4) En lugar de comer los brownies de postre, huélelos.
5) Cepíllese los dientes.

3:00 PM

1) Bebe al menos un vaso de líquido.
2) Escuchar música mientras se trabaja.
3) Trabajar en un escritorio de pie.
4) Masticar chicle.

4:00 PM

1) Bebe al menos un vaso de líquido.
2) Hacer ejercicio y comer un bocadillo.
3) ¿Tienes antojo de una barra de chocolate? Entonces bebe un poco de agua, coma algo saludable, y luego toma una pequeña porción de la comida no saludable que se te antoja. Si tienes un antojo de azúcar, comer algo de proteína te ayudará a calmar o a deshacerte de la tentación.
4) Ejercicios de Kegel mientras trabajas en tu escritorio.

5:00 PM

1) Bebe al menos un vaso de líquido.
2) Tome un descanso para estirarse.
3) Organice su oficina.
4) Masticar chicle.

6:00 PM

1) Cena con la familia
2) Lavar los platos.
3) Cepíllese los dientes.

7:00 PM

1) Bebe al menos un vaso de líquido.
2) Ve a hacer la compra.
3) Lea las etiquetas de todo lo que compre. Si no sabes lo que es algo, búscalo en Google.

8:00 PM

1) Bebe al menos un vaso de líquido.
2) Relájate en una bañera o piscina con tu pareja.

9:00 PM

1) Bebe al menos un vaso de líquido.
2) Apague, calme su cuerpo para prepararlo para el sueño.
3) Lea un libro, vea la televisión o tenga relaciones sexuales.
4) Cierre las cortinas para bloquear la luz ambiental.

10:00 PM

1) Apague todas las luces y sonidos (ocasionalmente escuche la hipnosis para dormir profundamente y relajarse). Use una máscara para dormir, cortinas opacas y tapones para los oídos si es necesario.
2) Descanse 7-8 horas para la mayoría de los adultos, dormir adecuadamente facilitará las 24 horas de pérdida de peso de mañana.

C. Ejemplo de Guía de Alimentación

Menú de 7 días

Este menú de muestra incluye varias comidas ricas en nutrientes, fibras y proteínas para ayudarle a alcanzar sus objetivos de pérdida de peso. Ajuste el tamaño de las porciones a sus necesidades individuales. Si hace ejercicio por la mañana, ajuste su primera comida para comer dentro de una media hora después del ejercicio, y ajuste el resto de las horas de su horario de comidas en consecuencia. Por ejemplo, si terminas de hacer ejercicio a las 7 de la mañana, querrás comer dentro de la media hora de tu entrenamiento, así que harás tu primera comida a las 7:30 de la mañana, y tu última comida será a las 3:30 de la tarde.

Lunes

09:00 am Beba tres vasos de agua con matcha en polvo y jugo de limón (ajuste la cantidad de agua dependiendo de su peso corporal)

10:00 am Desayuno: avena de la noche a la mañana hecha con avena en hojuelas, semillas de chía y leche de soja, cubierta con bayas frescas y semillas de calabaza

11:00 Beber tres vasos de agua

12:00 Merienda: mezcla de nueces crudas con ciruelas secas

01:00 Beber tres vasos de agua

02:00 Almuerzo: Sándwich de huevo hecho con pan germinado de Ezequiel y mayonesa de aceite de coco con albahaca fresca, tomate y ensalada de aguacate.

03:00 Beber tres vasos de agua

04:00 Merienda: mango-espinaca, batido de almendras

05:00 Beber tres vasos de agua

06:00 Cena: pizza casera de corteza de coliflor con pesto, cebolla, champiñones, aceitunas, pimientos, espinacas, pollo marinado o tempeh, y aceite de oliva extra virgen rociado por encima

07:00 Beber tres vasos de agua

10:00 Bebe una cucharadita de aceite MCT antes de ir a dormir

Martes

09:00 am Beber tres vasos de agua con matcha en polvo y jugo de limón

10:00 Desayuno: batido hecho con verduras, cerezas congeladas, plátano, polvo de proteína casera, semillas de lino y leche de soja.

11:00 Beber tres vasos de agua

12:00 Merienda: Plátano con mantequilla de cacahuete

01:00 Beber tres vasos de agua

02:00 Almuerzo: ensalada verde mixta con pepino, cebolla, tomate, batata, aceitunas, salmón o garbanzos a la parrilla y aceite de oliva extra virgen.

03:00 Beber tres vasos de agua

04:00 Merienda: manzana en rodajas con mantequilla de almendra

05:00 Beber tres vasos de agua

06:00 Cena: dahl de lentejas rojas servidas en una cama de espinacas bebé, trigo sarraceno y medio aguacate

07:00 Beber tres vasos de agua

10:00 Bebe una cucharadita de aceite MCT antes de ir a dormir

Miércoles

09:00 am Beber tres vasos de agua con matcha en polvo y jugo de limón

10:00 Desayuno: Tortilla española hecha con huevos, champiñones, cebollas y pimientos, servida con guacamole y salsa.

11:00 Beber tres vasos de agua

12:00 Merienda: yogur griego sin sabor con bayas y granola

01:00 Beber tres vasos de agua

02:00 Almuerzo: Sopa de lentejas y ensalada griega hecha con tomates, pepinos, cebolla, queso feta y aceitunas y aderezada con sal, pimienta, orégano griego y aceite de oliva extra virgen.

03:00 Beber tres vasos de agua

04:00 Merienda: mezcla casera de frutos secos sin sal y fruta seca sin endulzar.

05:00 Beber tres vasos de agua

06:00 Cena: albóndigas de pollo o vegetales en salsa marinara servidas con espaguetis de calabaza con un lado de verduras mixtas y cubiertas con levadura nutritiva o queso parmesano y aceite de oliva extra virgen

07:00 Beber tres vasos de agua

10:00 Bebe una cucharadita de aceite MCT antes de ir a dormir

Jueves

09:00 am Beber tres vasos de agua con matcha en polvo y jugo de limón

10:00 Desayuno: yogur griego natural cubierto con fruta fresca y nueces picadas.

11:00 Beber tres vasos de agua

12:00 Merienda: zanahorias con hummus

01:00 Beber tres vasos de agua

02:00 Almuerzo: Ensalada de lechugas tiernas con huevo escalfado o seitán marinado, arándanos secos, tomates cherry, chips de pita integrales, vinagreta balsámica y aderezo a base de aceite de oliva extra virgen.

03:00 Beber tres vasos de agua

04:00 Merienda: zanahorias, rábanos y jícama mojados en pasta de frijoles negros

05:00 Beber tres vasos de agua

06:00 Cena: carne o una hamburguesa vegetariana con lechuga, tomate, pimientos asados, cebollas caramelizadas y encurtidos, servida en un panecillo de germinados de Ezequiel

y ensalada de col hecha con mayonesa de aceite de coco y stevia a un lado.
07:00 Beber tres vasos de agua
10:00 Bebe una cucharadita de aceite MCT antes de ir a dormir
Viernes
09:00 am Beber tres vasos de agua con matcha en polvo y jugo de limón
10:00 Desayuno: ensalada de desayuno hecha con espinacas, nueces, arándanos, copos de coco, vinagreta de frambuesa y dos huevos duros.
11:00 Beber tres vasos de agua
12:00 Merienda: palitos de apio con mantequilla de maní
01:00 Beber tres vasos de agua
02:00 Almuerzo: rollitos de primavera vegetarianos caseros con tofu, bañados en salsa de mantequilla de cacahuete y servidos con verduras crudas.
03:00 Beber tres vasos de agua
04:00 Merienda: burrito hecho con frijoles negros de tortilla germinados, arroz integral y queso cottage.
05:00 Beber tres vasos de agua
06:00 Cena: chile vegetariano servido en una cama de verduras y arroz salvaje
07:00 Beber tres vasos de agua
10:00 Bebe una cucharadita de aceite MCT antes de ir a dormir
Sábado
09:00 am Beber tres vasos de agua con matcha en polvo y jugo de limón
10:00 Desayuno: panqueques de calabaza cubiertos con yogurt griego o de plantas, nueces picadas y bayas frescas.
11:00 Beber tres vasos de agua
12:00 Merienda: Rebanadas de manzana con queso en tiras
01:00 Beber tres vasos de agua
02:00 Almuerzo: ensalada de atún o garbanzos, servida sobre verduras mixtas con aguacate en rodajas, manzana en rodajas y nueces.
03:00 Beber tres vasos de agua
04:00 Merienda: Chocolate negro con mantequilla de nuez
05:00 Beber tres vasos de agua
06:00 Cena: salmón a la parrilla o tempeh, quínoa y col salteada

07:00 Beber tres vasos de agua
10:00 Bebe una cucharadita de aceite MCT antes de ir a dormir
Domingo

Diviértete aprendiendo a cocinar una nueva receta baja en calorías o probando un nuevo restaurante saludable. Si se te han antojado ciertos alimentos, bebe un poco de agua, come algo saludable y luego toma una pequeña porción de la comida no saludable que se te antoja. Intenta saciar tus comidas tanto como sea posible. Disfruta, pero ten en cuenta tu trabajo duro mientras comes tus comidas favoritas.

Algunas personas recomiendan un día para hacer trampa, y puede ser una opción para algunos, sin embargo, tener un día para hacer trampa nunca es una buena idea para algunas personas porque la comida es una droga, y cualquier trampa puede causar una recaída en los malos hábitos alimenticios. Intente reducir poco a poco las comidas con trampa e intente acostumbrarse al nuevo estilo de vida que ha diseñado para usted. Si tienes una comida tramposa, mantenla en un 10-20% de tu ingesta calórica regular.

Mi padre era carnicero, y crecimos comiendo mucha carne. Un día, mientras estaba en el portón trasero, comí de más en una barbacoa, y mi cuerpo me dijo que necesitaba un descanso ya que me sentía lento, cansado y pesado. Así que empecé con un ayuno de zumo de vegetales de una semana. Luego decidí tratar de no comer carne por una semana. Después de la semana, me sentí muy bien y decidí ir por una segunda semana. Después de darme cuenta de lo fácil que era no comer carne durante una segunda semana, decidí ir por un mes como una meta personal. Ese marcador de un mes vino y se fue, y nunca más pensé en comer carne, 16 años después, sigo siendo vegetariano. Para la mayoría de la gente, la idea de no poder comer o hacer algo te hace querer hacerlo más. Es como la fruta prohibida que Eva comió en el jardín del Edén. Con eso en mente, nunca digo, "No puedo comer carne", en vez de eso, digo, "No ahora mismo". Dejo la puerta abierta si alguna vez siento la absoluta necesidad de comer carne, entonces lo haría y no le daría importancia. Saber que puedo comer carne, hace las cosas mucho más fáciles para mí para continuar con mi nueva forma de vida. Gastar demasiada energía tratando de evitar algo que está a tu alrededor, te va a absorber mucho tiempo y energía, y eventualmente, estarás demasiado cansado de luchar contra el ansia y ceder.

En los muchos años que he trabajado en la rehabilitación de

drogas, he aprendido que la adicción es un obstáculo muy potente a superar. De hecho, la mayoría de las personas que salen de la rehabilitación de drogas recaen en el uso de drogas. A veces, una sola dosis de la droga de tu elección puede hacer que digas, "Olvídalo, ya la he fastidiado de todas formas", y te vayas por las ramas. Desafortunadamente, esta es la historia que he escuchado muchas veces a lo largo de los años de mis pacientes que han sufrido de adicción a las drogas. Curiosamente, he escuchado las mismas historias de pacientes que tratan de perder peso, y la lucha puede ser aún más difícil. Imagina que tienes una adicción a la cocaína y te bombardean con anuncios de televisión, medios sociales, radio, en tiendas, bancos de autobús, reuniones sociales, eventos de trabajo e incluso amigos. Sería casi imposible dejar de consumir cuando incluso las personas que amas y en las que confías te ofrecen tu droga preferida día tras día. Añade a la gente en la que confías y respetas, como celebridades y atletas que te ofrecen esas mismas drogas, y se convierte en un escenario insano.

Para lograr una pérdida de peso duradera y significativa, tenemos que aprender a vivir con las tentaciones que nos rodean mientras practicamos el rediseño del estilo de vida para lograr nuestros objetivos de pérdida de peso y salud. Use este libro para ayudarle a crear hábitos y rutinas que sean personalmente significativos y que promuevan la salud.

Para acelerar la pérdida de grasa y la construcción de músculo, beba el "Hardcore Juice" en lugar de su primera comida, beba una porción adicional de 20 onzas si todavía tiene hambre y reduzca su ventana de alimentación a cuatro horas.

Hardcore Juice:

Utilice una licuadora Vitamix de 64 onzas para licuar los ingredientes que se indican a continuación. Si no lo va a consumir inmediatamente, transfiera la mezcla a una botella de vidrio para refrigerarla. Mezcle los ingredientes en 20 onzas de agua tibia (no de una botella de plástico) durante 30-60 segundos (el tiempo de mezcla es esencial para promover la creación de agua EZ).

1 cucharadita de aceite MCT (C8, sólo ácido caprílico): Grasa de rápida absorción que potencia la claridad mental, ayuda a quemar grasas y aumenta la energía sin disparar la insulina.

1 cucharada de cacao en polvo o trocitos de cacao: Cargado de flavanoles, el cacao favorece la función cardiaca y cerebral, reduce la inflamación y estabiliza el azúcar en sangre.

2 cucharaditas de polvo de monohidrato de creatina (1 cucharadita si pesa 180 lbs. o menos y 2 cucharaditas si pesa más de 180 lbs.) Mejora la fuerza, aumenta la masa muscular magra y acelera la recuperación después del ejercicio.

1 1/4 cucharadita de L-Citrulina DL-Malato 2:1: Aumenta la producción de óxido nítrico, mejora la resistencia y el rendimiento del ejercicio, reduce el dolor muscular, ayuda a la salud cardiovascular, la eliminación de amoníaco, y el apoyo potencial a la función eréctil.

1 cucharadita de zumo de remolacha en polvo: Mejora el rendimiento deportivo, reduce la presión sanguínea, mejora la función cerebral, reduce el riesgo de cáncer, mejora la salud cardiovascular, aumenta la resistencia y reduce la fatiga, propiedades antioxidantes, ayuda a la salud hepática y digestiva.

1 1/2 cucharadita de fibra de acacia: Reduce los niveles de colesterol LDL, mantiene bajo control el azúcar en sangre, previene la diabetes y ayuda a tratar el síndrome del intestino irritable (SII). La fibra de acacia alimenta las bacterias intestinales y produce AGCC como el butirato, que ayudan a suprimir las señales de hambre. Estabiliza el azúcar en sangre, evita los antojos y es suave con la digestión, por lo que es fácil de usar a diario.

4 cucharadas de péptidos de colágeno Multi (18 gramos de proteína): Mejoran la digestión, fortalecen las articulaciones y los huesos, mejoran la salud del cabello, la piel, las uñas y la función cognitiva.

1 cucharadita de té verde Matcha en polvo: Potente antioxidante, aumenta la función cognitiva, limpia el hígado, previene el cáncer, la pérdida de peso y mejora la salud cardiovascular.

Opcional: añadir proteína vegana en polvo, yogur griego, kéfir y/o leche de soja rica en proteínas. Si utilizas proteína vegana en polvo o leches vegetales, añade un 20% más para tener en cuenta la menor biodisponibilidad de la proteína.

Suplementos matutinos: Tomar con el Hardcore Juice o con la primera comida, que debe incluir algunas grasas saludables (como aguacate, aceite de oliva virgen extra (AOVE), aceite MCT, mantequilla de frutos secos, aceite de coco, semillas de cáñamo o frutos secos) para aumentar la absorción y potenciar el rendimiento durante el día. No utilice aceites refinados de semillas (por ejemplo, maíz, soja, canola, girasol), grasas trans ni aceites hidrogenados.

1. Multivitamínicos (sin hierro para los hombres. con hierro para las mujeres a menos que sean posmenopáusicas): Los vegetarianos no suelen consumir los 8-18 mg de hierro diarios recomendados. Un multivitamínico llena los vacíos de micronutrientes esenciales, apoya la energía y la salud de la sangre.

2. Vitamina D3 (1.000 mg por cada 25 libras de peso corporal): La vitamina D ayuda a regular la cantidad de calcio y fosfato en el cuerpo necesaria para mantener sanos los huesos, dientes y músculos. Debido a que la mayoría de nosotros trabajamos en interiores, la mayoría de la gente es deficitaria. Hasta 9/10 personas son deficientes en esta vitamina.

3. Vitamina K2 (100-180 mcg como Menaquinona-7 (MK-7)): Es difícil obtener suficiente cantidad de esta vitamina en la dieta diaria. La vitamina K2 activa una proteína que ayuda a que el calcio se fije a los huesos, mejorando la densidad ósea (reduciendo el riesgo de fracturas óseas) y dirigiendo el calcio a los huesos y dientes en lugar de a las arterias.

4. Curcumina (1.000 mg, extracto estandarizado) + Piperina (10 mg): La curcumina es un potente compuesto antiinflamatorio y antioxidante de la cúrcuma que favorece la salud de las articulaciones, la función cerebral, la salud del corazón, la juventud de la piel y ayuda a reducir la inflamación crónica y el estrés oxidativo. La piperina de la pimienta negra mejora drásticamente la absorción de la curcumina (hasta en un 2.000%), haciéndola mucho más eficaz.

5. Ubiquinol forma activa de la Coenzima Q10 (CoQ10) (200mg, 2x dosis dividida de 100mg): Mejora la salud del corazón, regula el azúcar en la sangre, ayuda en la prevención y el tratamiento del cáncer, reduce la frecuencia de las migrañas y reduce el daño oxidativo que conduce a la fatiga muscular, daños en la piel y enfermedades cerebrales y pulmonares. Esencial para la energía mitocondrial, la función cardíaca y cerebral, y para compensar el agotamiento de las estatinas/metformina.

6. Aceite de Krill (1000 mg): Una alternativa limpia y altamente biodisponible al aceite de pescado, que es propenso a la oxidación y la contaminación. El aceite de krill proporciona ácidos grasos omega-3 (EPA y DHA) que favorecen la salud del corazón, reducen la inflamación y mejoran la función del cerebro y del sistema nervioso.

7. Probiótico (de 10.000 a 20.000 millones de unidades formadoras de colonias (UFC)): Los probióticos ayudan a mantener un microbioma saludable, proporcionando una amplia gama de beneficios contra diversas condiciones de salud, incluyendo alergias, artritis, asma, cáncer, problemas de salud mental y problemas digestivos.

Adiciones opcionales a los suplementos matutinos:

1. L-teanina (100-400 mg): Mejora la función cognitiva, alivia la ansiedad, el estrés y reduce el insomnio. Tomar según sea necesario para mgmt ansiedad.

2. Vitamina B12 metilada (1000 mcg/día de metilcobalamina): La metformina agota la B12 con el tiempo - esta dosis ayuda a mantener niveles saludables, Apoya la mitocondria, la salud nerviosa y la metilación. La vitamina B-12 es una necesidad para las personas como yo que comen una dieta vegana y vegetariana a base de plantas, que es típicamente deficiente en vitaminas del complejo B. El complejo vitamínico B alivia el estrés, aumenta el rendimiento cognitivo y reduce los síntomas de la depresión y la ansiedad.

Suplementos nocturnos: Tomar con la última comida, que debe incluir algunas grasas saludables.

1. Glicinato de magnesio (400 mg): Esencial para mantener una buena salud y desempeña un papel crucial en todo, desde el rendimiento del ejercicio hasta la salud del corazón y la función cerebral. El 50% de las personas son deficientes. Favorece la relajación muscular, el sueño, el ritmo cardíaco y el metabolismo energético.

2. Picolinato de zinc (30 mg): Una de las formas más absorbibles de zinc, crucial para la producción de testosterona, la salud de la próstata y la defensa inmunitaria. También ayuda a la reparación celular durante el sueño, favorece la cicatrización de la piel y las heridas y desempeña un papel en la regulación cognitiva y del estado de ánimo.

Adiciones opcionales a los suplementos nocturnos:

1. NAC (N-Acetilcisteína) (600-1200 mg): Repone el glutatión, el antioxidante maestro del organismo, ayudando a desintoxicar el hígado y a proteger las células del estrés oxidativo. También adelgaza la mucosidad para una mejor función pulmonar, apoya la resistencia inmunológica y puede reducir la ansiedad y los comportamientos compulsivos.

2. Espermidina (a base de germen de trigo) (1-5 mg): La espermidina promueve la renovación celular activando la autofagia, el proceso natural del cuerpo para eliminar las células

dañadas. Favorece la longevidad, la salud cardiovascular, la mejora de la cognición y una piel y un cabello más sanos.

3. Melatonina según sea necesario (1-30mg): Según el Instituto Nacional de Salud {NIH), la melatonina es la principal hormona que regula nuestro ciclo sueño-vigilia, el ritmo circadiano. Se encuentra en altas concentraciones en las mitocondrias y es un antioxidante dirigido a las mitocondrias, lo que indica que desempeña un papel en los mecanismos antienvejecimiento. La melatonina es el antioxidante lipofílico más eficaz, dos veces más que la vitamina E para prevenir el estrés oxidativo y la apoptosis celular.

Hardcore Manera de Perder Peso Fácil

La mayoría de la gente cree que el sobrepeso es el resultado de comer más calorías diarias de las que su cuerpo necesita. Por lo tanto, puede perder peso creando un déficit de calorías y comiendo menos calorías de las que su cuerpo requiere. Sin embargo, esto no funcionará porque cuando éramos cazadores-recolectores, los humanos solo comían cuando podían encontrar una fuente de alimento; por lo tanto, hubo momentos en los que teníamos que vivir de nuestra grasa corporal hasta que pudiéramos matar un animal o encontrar algunas bayas en un arbusto. Para sobrevivir a la escasez de alimentos, el cuerpo humano se adapta a sí mismo para ralentizar su metabolismo cada vez que se detecta una caída repentina en la ingesta calórica.

Por lo tanto, la restricción calórica solo dará como resultado una pérdida de peso limitada porque su cuerpo ralentizará su metabolismo cada vez que se detecte una restricción calórica para que no queme más calorías de las que está consumiendo y le cause hambre. Esta es la razón por la cual las dietas se estancan después de la pérdida de peso inicial. De hecho, los estudios muestran que las personas que siguen dietas restrictivas tienen una mayor probabilidad de atracones y aumentar aún más de peso a medida que se frustran con las restricciones prolongadas de la dieta.

Otros creen que ir al gimnasio regularmente te hará perder peso. Aunque el ejercicio tiene muchos beneficios para la salud, el ejercicio es solo una pequeña parte de su gasto diario de energía porque la mayor parte de su energía se destina a funciones corporales esenciales, como 1) la energía utilizada para descomponer los alimentos alrededor del 10 por ciento, 2) la tasa metabólica basal, o la energía utilizada para funciones corporales esenciales cuando el cuerpo está en reposo 60-80 por ciento; y 3) la energía utilizada en la actividad física 10-30 (La actividad física incluye todo movimiento, inquietud, caminar, etcétera).

Por lo tanto, la ingesta de alimentos representa el 100 por ciento de la energía que ingresa a su cuerpo, y el ejercicio solo quema menos del 10-30 por ciento. Como resultado, es poco probable que agregar un programa de ejercicio constante provoque una pérdida de peso significativa. Por ejemplo, si un hombre de 200 libras agregara 60 minutos de carrera a ritmo medio cuatro días a la semana mientras mantiene la ingesta de calorías, y lo hizo durante 30 días, perdería cinco libras. Pero si aumenta la ingesta de alimentos (comer una rebanada de pizza de queso de 1200 calorías necesitaría dos horas de ejercicio para quemarse) o se relaja más para recuperarse del entrenamiento adicional, entonces se perdería incluso menos peso, si es que se pierde.

El ejercicio también puede socavar la pérdida de peso porque las personas a menudo aumentan su ingesta de alimentos después del ejercicio porque creen que han quemado muchas calorías o tienen más hambre. Por lo tanto, las personas generalmente sobrestiman la cantidad de energía que quema el ejercicio y comen más cuando hacen ejercicio. Algunas personas también disminuyen la velocidad después de un entrenamiento, usando menos energía en actividades que no son de gimnasio. O pueden descansar o evitar actividades porque están cansados. Después de hacer ejercicio, podemos compensar inconscientemente las calorías quemadas. El ejercicio ayuda a mantenerte saludable pero no es suficiente para contrarrestar una mala dieta.

De acuerdo con el Instituto Nacional de Salud (NIH), la forma más efectiva de perder peso es activar su sistema neurológico para que se movilice y queme grasa en lugar de ir al gimnasio durante una hora al día y realizar poca o ninguna actividad sentada en un escritorio por el resto del día. Para movilizar y quemar grasa, debe moverse constantemente a lo largo del día aumentando su termogénesis de actividad sin ejercicio (NEAT). NEAT es la energía gastada en todo lo que hacemos que no sea comer, dormir o hacer ejercicio deportivo.

Esto significa aumentar la energía utilizada a lo largo del día, caminar al trabajo, moverse nerviosamente, subir las escaleras, escribir a máquina, temblar (por ejemplo, bajar la temperatura en su oficina), limpiar la casa y hacer jardinería. El movimiento constante disminuye los niveles de glucosa en la sangre, lo que provoca que el sistema nervioso rompa (lipólisis) la grasa almacenada (triglicéridos), que rompe el puente que conecta los componentes de ácido graso y glicerol de las células grasas. Esto hace que la grasa en sus células se movilice fuera de sus células, por lo que el ácido graso puede quemarse como energía en las mitocondrias y el glicerol es absorbido por el hígado.

Cómo usar la fisiología a tu favor para que puedas perder peso rápidamente. Tan pronto como te despiertes, completa un entrenamiento de alta intensidad de diez minutos. Por ejemplo, correr lo más rápido posible, saltar la cuerda (idealmente descalzo al aire libre (luz solar) mientras está parado sobre la tierra (aterrizar)) o pedalear en una bicicleta estacionaria lo más rápido posible durante diez minutos. Debido a que no ha comido en toda la noche, su cuerpo utilizará inmediatamente la glucosa almacenada que tiene disponible como energía. El agotamiento deliberado de la glucosa almacenada desencadenará la lipólisis (quema de grasa) mientras permanezca en ayunas (sin comer).

Por lo tanto, el siguiente paso es beber agua sin azúcar, té, agua de limón y/o café solo hasta tu primera comida después de las 2 p. m. Las bebidas sin calorías son termogénicas y ayudan a promover la pérdida de grasa al estimular el metabolismo y suprimir el apetito. Si se despierta alrededor de las 6 am, puede permanecer en cetosis (la cetosis ocurre cuando su cuerpo quema grasa para obtener energía en lugar de glucosa) durante al menos dieciséis horas (ocho horas durmiendo más ocho horas despierto) si espera hasta las 2 pm para comer.

Es posible que sienta hambre y un poco de cansancio durante los primeros días. Pero por lo general, después de tres días, aprende a beber líquidos cuando tiene hambre y su cuerpo se adapta a su nuevo horario de alimentación. Esta es la forma más fácil y científicamente probada de perder peso rápidamente y mejorar su salud utilizando múltiples técnicas ya sugeridas en el Programa Hardcore.

D. Las Diez Reglas Generales Más Importantes Para Comer Sano

Regla #1 No bebas tus calorías. Las bebidas azucaradas y llenas de calorías no registran lo mismo que los alimentos sólidos, por lo que podrías beber una comida entera con muchas calorías y luego pasar a comer una comida completa. Cambie su estilo de vida para empezar a beber agua, café, tés y para aumentar su ingesta de líquidos en general. Elegir este estilo de vida es probablemente la forma más fácil de empezar a perder peso inmediatamente.

Regla #2 No se permiten batidos comerciales, polvos, barras, frituras o alimentos procesados.

Regla #3 Apagar los alimentos cuando se come fuera o se comen alimentos no saludables. Por ejemplo, cambie una ensalada o verduras en lugar de papas fritas u otros alimentos altos en calorías para ayudar a reducir el daño de la hamburguesa.

Regla #4 Come todo lo que quieras, hasta que estés lleno, y para. Una regla fácil de recordar es comer hasta que estés 80% lleno y parar. Por favor, manténgalo simple escogiendo 3-4 comidas y repitiéndolas. La gente que hace dietas bajas en carbohidratos a veces se queja de baja energía y se da por vencida porque no come suficientes calorías. Una 1/2 taza de arroz blanco tiene 300 calorías, mientras que una 1/2 taza de espinacas tiene 15 calorías. Las verduras no son densas en calorías, así que hay que añadir proteínas para la carga calórica y para ayudar a sentirse satisfecho.

Regla #5 Debemos comer una dieta a base de plantas el 90-95% del tiempo. Si estás enfermo, debes comer 100% de vegetales.

Regla #6 Use un rediseño de estilo de vida para averiguar su "PORQUÉ" en cuanto al propósito, razón y beneficios para perder peso. Una vez que empiece su nueva vida, no se burle de los alimentos malos, y podrá evitar la mayoría de los efectos adversos para la salud.

Regla #7 Si tienes un deseo abrumador de comer algo, bebe un poco de agua, come algo saludable y luego toma una pequeña porción de la comida no saludable que deseas. Aumentar la ingesta calórica de vez en cuando aumenta la pérdida de grasa, asegurando que su tasa metabólica no se reduzca debido a una restricción calórica prolongada, lo que ayuda a mantener la quema de calorías a un nivel más alto. Por lo tanto, comer ocasionalmente algo que está tratando de reducir o eliminar de su dieta puede ser útil. Sin embargo, planear un "día de trampas" completo es una mala manera de olvidar y perder el gusto por los alimentos no saludables. Recuerde que los alimentos procesados cargados de sal, azúcar y otras cualidades adictivas le harán volver a por más. Cuanto más a menudo esté expuesto a ellos, más difícil será reducirlos de su dieta y rediseñar su estilo de vida.

Estos alimentos se hacen en laboratorios para mantenerte adicto y comprar más. Cuanto más tiempo los evite, más fácil será desarrollar un nuevo estilo de vida y aumentar su disfrute de alimentos saludables. Honestamente, las papas fritas de batata horneadas nunca sabrán tan bien como todos los químicos y estimulantes de las papas de maíz Doritos, pero mientras más tiempo pase sin comer Doritos, menos los anhelo o incluso quiero comerlos. Creo en el rediseño de un estilo de vida sostenible a largo plazo, hacer menos trampas y acostumbrarse a un nuevo estilo de vida de una persona más delgada.

Regla #8 Aumenta tu nivel de actividad. Cuanto más activo seas, mejor será tu estado físico, lo que ayuda a mejorar tu estado psicológico, que se presta a tener una mejor salud y felicidad general. La forma más fácil de aumentar su nivel de actividad es comenzar un hobby físico como el golf, la jardinería, las artes marciales, la natación, el senderismo, etc.

Regla #9 En lugar de comer comida rápida, come más comida lenta. Los alimentos como las frutas, las verduras y los alimentos ricos en fibra que se digieren mucho más lentamente y te mantienen lleno durante más tiempo en comparación con las comidas rápidas.

Regla #10 Manténgalo simple. Las estrategias de pérdida de peso tienen que ser fáciles para que puedan ser tomadas como nuevos hábitos.

Los Diez Factores Más Importantes a Tener en Cuenta Para una Salud Óptima

1) Amigos
2) Confianza en sí mismo
3) La luz del sol
4) Res
5) Dieta
6) Felicidad
7) Postura
8) Evitar el consumo de alcohol, drogas y tabaco.
9) Divertirse
10)) Actividad física.

Los Mejores Libros Sobre Nutrición

1) The China Study
2) Conscious Eating
3) The Zone

Las Diez Mejores Aplicaciones de Pérdida de Peso Para IPhone

1) iPhone Health
2) RunKeeper
3) Strava
4) Fitness Point
5) Fitocracy
6) Fitbit
7) C25K 5K Trainer
8) Nike Training Club
9) Fit Radio
10) 7 Minute Workout

Los 5 Peores Alimentos para Evitar

1) Carnes procesadas, comerciales y BBQ.
2) Productos lácteos enteros, incluidos helados, leche entera y margarina cargada de grasas trans (diario falso).
3) Alimentos fritos, a la parrilla o asados.
4) Refrescos, azúcar, jugos de frutas y edulcorantes artificiales.
5) Productos de harina blanca.

Principales Sitios Web Sobre Pérdida de Peso

1) Loseit.com
2) Myfitnesspal.com
3) Fooducate.com
4) Sparkpeople.com
5) Supertracker.usda.gov
6) Calorieking.com
7) Fitday.com
8) Sparkpeople.com
9) Webmd.com
10) Cspinet.org
11) Nusi.org
12) Nutritionaction.com
13) Unscn.org
14) Medlineplus.org
15) Ncbi.nlm.nih.gov
16) MyFoodData.com

Sobre el Autor

El Dr. Ernesto Martínez sufrió un asalto casi fatal, que cambió el rumbo de su vida. La experiencia lo ayudó a adquirir una mayor comprensión moral y desarrollar una mayor empatía por los demás.

El Dr. Martínez es un médico naturista, terapeuta ocupacional e inversionista. También le gusta escribir, publicar, viajar, bloguear AttaBoyCowboy.com y su canal de YouTube AttaBoyCowboy. Así que asegúrese de revisar sus divertidos libros, su blog y su canal de YouTube.

El Dr. Martínez trabaja como médico naturópata especializado en medicina antienvejecimiento y terapias complementarias para el cáncer. Se enfoca en el tratamiento de todo el cuerpo utilizando terapias naturales seguras, las cuales simultáneamente restauran la capacidad natural del cuerpo para curarse.

Su trabajo como terapeuta ocupacional le ha permitido ayudar a las personas a lo largo de la vida a hacer las cosas que quieren y necesitan hacer para vivir su vida al máximo. Su fuerte deseo de guiar y ayudar a otros lo ha llevado a enseñar, compartir y ayudar a otros a llevar una vida mejor.

Como inversor, el Dr. Martínez ha centrado su formación y su visión para los negocios en el sector inmobiliario. Con un historial familiar de inversiones en bienes raíces y una amplia capacitación académica, el Dr. Martínez ha desarrollado estrategias innovadoras para crear riqueza de la nada.

Además de su práctica médica y tres décadas de experiencia en inversiones, el Dr. Martínez está haciendo su impacto en el campo de la escritura y los medios. A través de sus libros, blog y canal de YouTube, está llegando a un amplio espectro de personas y les está enseñando cómo vivir una vida más próspera y saludable.

El Dr. Martínez ha impartido cursos de extensión para la Universidad de San Diego. En temas que van desde nutrición, salud general, liderazgo y negocios. El Dr. Martínez posee 5 grados asociados de Cerritos College, licenciatura de la University of Southern California (USC), un MBA en economía y mercadotecnia y una maestría en administración de la salud (MHCM) de la California State University Los Angeles (CSULA),

Doctorado de Clayton

College, y más de diez títulos y certificaciones avanzadas. En áreas que incluyen, rediseño de estilo de vida y nutrición, nutrición alternativa, asistencia tecnológica, integración sensorial, tratamiento de desarrollo neurológico, modalidades de agente físico, tratamiento de linfedema y administración de propiedades. El Dr. Martínez estudió más de 15 años, trabajó toda su carrera académica y durante varios años asistió a dos escuelas de posgrado en dos campus separados al mismo tiempo.

Es un gran fanático de todos los deportes, ¡leer y estar en la carretera viajando!

Como empresario, Ernesto suele resolver problemas de negocios, escribir y aprender a ser mejor personas. Le gusta pasar tiempo con su familia y amigos.

Por mucho, una de sus actividades favoritas es practicar sus actos de bondad aleatorios, donde trata de hacer tres actos de bondad al día para desconocidos.

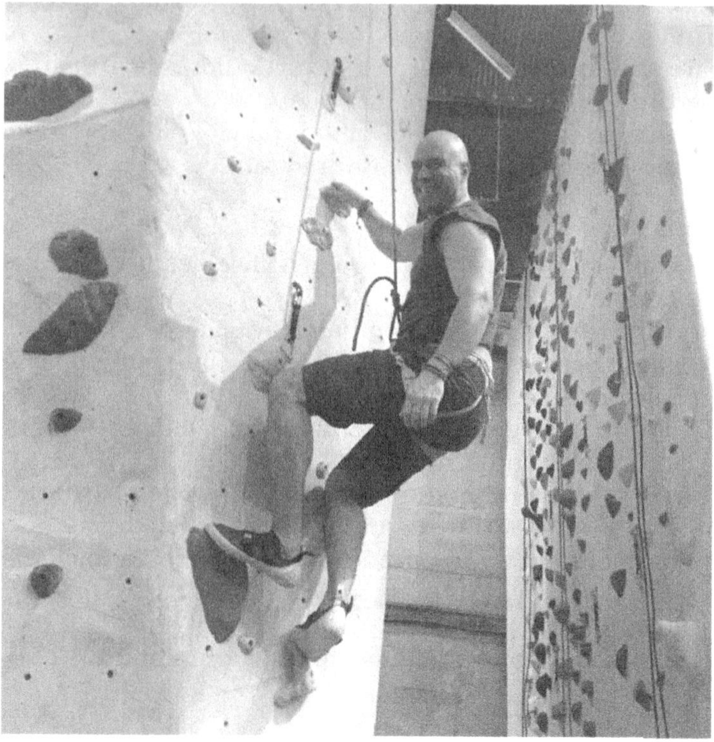

Bonificación Ambiental

La salud humana depende de un planeta sano. El aire que respiramos, el agua que bebemos, los alimentos que consumimos y los espacios naturales que disfrutamos influyen en nuestra calidad de vida. Ninguna persona puede resolver por sí sola todos los problemas ambientales, pero las pequeñas acciones realizadas por millones de personas pueden marcar una diferencia significativa. No es necesario adoptar todas las recomendaciones a la vez; comience con algunos cambios que se adapte a su estilo de vida y avance a partir de ahí.

EN CASA

1. Apague las luces, los televisores, las computadoras y los electrodomésticos cuando no los esté utilizando.
2. Elija bombillas y electrodomésticos de bajo consumo energético siempre que necesite reemplazarlos.
3. Ahorre agua tomando duchas más breves, reparando fugas y cerrando el grifo mientras se cepilla los dientes.
4. Lave la ropa en cargas completas y deje que se seque al aire libre siempre que sea práctico.
5. Utilice vajilla, utensilios, recipientes, toallas y servilletas reutilizables en lugar de productos desechables.
6. Repare, done, venda o reutilice los artículos que aún sirvan, en lugar de tirarlos directamente a la basura.
7. Recicle papel, cartón, vidrio, metal, pilas y plásticos siguiendo las normas de reciclaje de su comunidad.

ALIMENTACIÓN Y COMPRAS

8. Lleve consigo bolsas de compra reutilizables y una botella de agua rellenable.
9. Elija productos con menos embalaje innecesario.
10. Compre productos duraderos que puedan repararse y utilizarse durante muchos años.
11. Planifique las comidas cuidadosamente para reducir el desperdicio de alimentos.
12. Consuma más alimentos de origen vegetal cuando sea adecuado para su salud y sus preferencias.
13. Elija alimentos de temporada o de producción local siempre que sean asequibles y estén disponibles.
14. Haga compost con los residuos de frutas, verduras, café, té y jardinería cuando las condiciones locales lo permitan.

VIAJES Y TRANSPORTE

15. Desplácese a pie, en bicicleta, en transporte público o compartiendo vehículo cuando sea seguro y práctico.
16. Agrupe sus diligencias en menos viajes para reducir el consumo de combustible, el tráfico y la pérdida de tiempo.
17. Apoye a los negocios locales responsables cuando viaje.
18. Respete la vida silvestre, permanezca en los senderos señalizados y nunca extraiga plantas, animales, corales ni objetos naturales de las áreas protegidas.

EN EL TRABAJO Y EN LA COMUNIDAD
19. Reduzca las impresiones innecesarias, aproveche ambas caras del papel y opte por documentos electrónicos cuando sea apropiado. 20. Participa en jornadas de limpieza comunitaria, plantación de árboles, programas de reciclaje, proyectos de conservación u otras iniciativas locales que protejan los espacios compartidos.

La responsabilidad ambiental no se trata de alcanzar la perfección ni de sentir culpa. Se trata de reconocer que nuestras decisiones cotidianas afectan a las personas, a los animales, a las comunidades y a las generaciones futuras. Elige el progreso frente a la perfección. Consume lo necesario, reduce el desperdicio, cuida tu entorno y deja el mundo un poco más saludable de como lo encontraste.
Si deseas hacer más, considera colaborar como voluntario o hacer una donación a alguna organización ambiental reconocida. Existen diversas organizaciones que atienden distintas necesidades, tales como: World Wildlife Fund (worldwildlife.org), The Nature Conservancy (nature.org), Ocean Conservancy (oceanconservancy.org), Rainforest Trust (rainforesttrust.org), Conservation International (conservation.org), Earthjustice (earthjustice.org), Natural Resources Defense Council (nrdc.org), National Audubon Society (audubon.org), Arbor Day Foundation (arborday.org), Clean Air Task Force (catf.us), Greenpeace (greenpeace.org) y cientos más.
También puedes apoyar a parques locales, centros de rehabilitación de fauna silvestre, huertos comunitarios, jornadas de limpieza de playas y vecindarios, programas de plantación de árboles y grupos de conservación de tu propia comunidad.

Made in the USA
Coppell, TX
05 November 2026

11286676R00140